[あじあブックス]
029

養生の楽しみ

瀧澤利行

大修館書店

目次

凡例

一、本書中の人名、書名は原則として原典のままとしたが、一部改変している場合がある。

二、原典の引用は、基本的に原典通りとしたが、仮名づかいや文字、変体仮名などは適宜現代表記とした箇所がある。引用が長文になる場合には適宜中略した。また、原漢文は適宜読み下した。振り仮名は現代仮名づかいとした。

三、原典の引用に際して、読者の理解を補うために拙訳を附した箇所があるが、もとより定訳ではない。

四、年号は和年号については元号（西暦）とし、洋年号については西暦のみとした。

五、中国人名の読みは日本語による慣行によった。ただし、日本語による慣行が明確でない人名については漢音によって表記した。

序章　「養生」とは何か

無病長寿の秘訣を求めて

人の身は父母を本《もと》とし、天地を初めとす。天地父母のめぐみをうけて生れ、又養はれたるわが身なれば、わが私の物にあらず。天地のみたまもの、父母の残せる身なれば、つつしんでよく養ひて、そこなひやぶらず、天年を長くたもつべし

これは貝原益軒《かいばらえきけん》『養生訓《ようじょうくん》』の冒頭の一節である。「自分の身体は自分のものではない、父親と母親が自分に残してくれた大切な宝物であり、それは天地自然からの恵なのであるから身を慎んで傷つけ損なうようなことをしてはならず、与えられた寿命をしっかりと生きなければならない。」幾分うがって解釈すればそのようになろうか。貝原益軒といえば、『女大学《おんなだいがく》』と『養生訓』といわれるぐらいに世に知られた人物である。

『女大学』のほうは、女性の地位が向上してきた昨今ではあまり読まれなくなってしまったが、『養生訓』のほうは、現在でも読み継がれ、ビジネスマンの読書の題材にもなっている。医学者や医事評論家によって、『養生訓』をわかりやすく解説した本も出されたりしている。（杉靖三郎『養生訓と現代医学』、立川昭二『養生訓に学ぶ』など）

ひところベストセラーとなった『清貧の思想』の著者である中野孝次は「若い頃から、本を読んでこれはと感じたところに出会うと、なるべくすぐノートに書きとるようにして来た」といい、そのアンソロジーとして出された『人生の実りの言葉』の中で「養生」の項目を取り上げ、益軒の『養生訓』を引用している。中野は、「わたしなども若い時には、貝原益軒がここに言うように血気さかんで養生なんてことは言葉からしてバカにしていた」と率直に自らの若き日をふりかえる。（中野孝次『人生の実りの言葉』）

おそらく現代の多くの若者もまた若き日の中野と同じように「養生」の言葉を思い出すことはないだろう。言葉を知り正確に漢字で書けるかどうかすら疑わしい。しかし、中野は「恐ろしいほどタバコを吸っていた仲間」や「映画やテレビの仕事で睡眠も食事も不規則だった者」が四十代や五十そこそこで肺がんや心不全で死ぬのを目の当たりにし、「養生という古風な言葉を、しかし現代人はあまりにバカにしすぎているのではなかろうか」との思いに達する。

この中野の述懐から見通せることが二つある。一つは養生とはおそらく人生の経験に裏打ちされるほどにその深みを理解することができる概念である点である。立川昭二は、益軒における養生の姿勢を「人生を楽しむ」点に見いだしている。そしてその「楽しみ」とは物欲を満たすことによる楽しみというよりもむしろ「心の楽しみ」であるとしている（立川昭二『養生訓に学ぶ』）。

そして、いま一つは益軒『養生訓』がおそらくは中野に象徴されるような現代知識人の教養の形成に強い影響をあたえている点である。すなわち、益軒以降の古今の知識人たちにおいて益軒の『養生訓』をはじめとする彼の生活の思想はさまざまに引用され、参照されてきた。明治期から大正期にかけて強い影響力をもった京都帝国大学総長をつとめ成城学園を興した教育学者の澤柳政太郎は益軒の博覧強記をして「日本のジョン・ロック」と賛美している。益軒の『養生訓』ほど長く読み継がれ、折りに触れて引き合いに出される書は稀である。日本では福澤諭吉の『学問のすゝめ』と双璧であろう。

ただし、益軒の『養生訓』が空前の養生に関する書であったとしても、『養生訓』だけが養生の世界を描いているわけではない。益軒『養生訓』の前にも後にも養生に関する書物は夥しく著されている。本書ではもちろん益軒の『養生訓』に多く学びはするが、益軒の『養生訓』以外の養生に関する書がどのようなことを述べ、いかなることを人々に説いていたかをみることを通して、益軒の『養生訓』の世界をさらに広げて、「養生」の多様なあり方を探ってみたい。

「養生」とは、日本そして中国および朝鮮といった極東アジアの文化的環境の中でつくりだされた健康をまもるための生活の方法を指す概念であるとともに、進んで無病で長生するための寿命延長の方法を指す概念でもある。さらにそれは身体や健康の領域を越えて、人間自体の生き方そのもののあり方を示す思想でもある。

それと同時に重要な点は、「養生」の概念がその社会のその時代においてどのように理解されているかをみることによって、その社会における人間やその人間が創り出した生活へのみかた、すなわち人間観や文化観の展望が可能なことである。なぜならば、養生がその時代の人間のからだと心の働きとしての生活のあり方を示すものであるならば、その時代と社会が「養生」の思想をいかに受け容れ、または批判し、変化させていったかをみることは、そのまま鏡のようにその時代の人々の人間や生活、あるいは文化への姿勢を映し出しているからである。おそらく、この養生と社会との関係は現代、そして将来もかわることはないだろう。

益軒『養生訓』のように、生命を延ばして無病で過ごすことを目的にした生活の仕方について説いたものを「養生論」という。「養生」という言葉は、古くは中国思想書である『荘子』『列子』『孟子』(『孟子』では養生とほぼ同義の「養性」も用いられている)『呂氏春秋《りょししゅんじゅう》』などに出てくる。また、いくぶん意味は異なるが似た概念として、「摂生」が『老子』の中で用いられている。これらの概念の成立時期については諸説あるが、およそ紀元前三〇〇年から紀元前二〇〇年ほどまでのこととされている。

日本文化の起源については多くの点でなお謎とされることが多いとはいえ、多くの領域において中国ないしは朝鮮の文化から多大な影響を受けていることは明らかで、特に医学理論については中国医学から絶大な影響を受けている。それゆえ「養生」についても、ただ単に言葉だけではなく、日本でおこなわれた養生の実際も、中国の影響を強く受けてきた。なお、中国思想研究では「養生」を和訓の「ようじょう」ではなく「ようせい」とよむことになっている。これについて坂出祥伸は「どちらでもよいと答えることにしている」とし、「生」を「セイ（漢音）」と読むか「ショウ・ジョウ（呉音）」と読むかをどちらが正しいという問題ではないとしている（坂出祥伸『「気」と道教・方術の世界』）。本書では中国養生論を「ようせいろん」、日本の養生論を「ようじょうろん」と統一して読むことにする。

いうまでもなく、中国では日本よりも早く、『荘子』や『孟子』において述べられた養生説とは別に、非常に多数の養生論が著されていた。これについては、後に章を改めてみることにしたい。

日本人と養生論

道教や神仙思想、あるいは道家思想・老荘思想に関する書物として、あるいは医学書として日本にやってきた養生論は、どのようにして日本人に受け入れられていったのだろうか。

『摂養要訣《せつようようけつ》』という二十巻からなる養生書が、物部廣泉《もののべのこうせん》によって天長四年（八二七）に著わされたことが日本における養生論執筆の最初とされている。物部廣泉は伊予の人で京に出て医博士兼典《いのはかせけんてん》薬允《やくのじょう》などの諸職を歴任したとされる。

その五十年後の元慶元年（八七七）には、深根輔仁《ふかねのすけひと》が七巻の『養生鈔《ようじょうしょう》』という書物を著わしている。深根輔仁もまた代々医をもって朝廷に仕え、侍医、権医博士に任じたという。『摂養要訣』と『養生鈔』は日本人によって書かれた最古の養生論と思われるが、現在は散佚して見ることができない。

それらの書の内容を窺い知ることができるのは、永観二年（九八四）に丹波康頼《たんばのやすより》が著わした『医心方《いしんほう》』の巻二十六「延年法」および巻二十七「養生」である。『医心方』は、わが国最初の医学書である。内容は中国の医学書から引き写しが多かったが、全三十巻という膨大なものであった。『医心方』養生篇も多くは中国の古い養生論からの引き写しから作られている。成立当初の日本の養生論は、中国の養生論の内容とほぼ同様であったようである。

こうした傾向は、江戸時代まで続く。古代末期から、中世、近世初期は、養生論の執筆は少ないのであるが、寿永三年（一一八四）の釈蓮基《しゃくれんき》『長生療養方』や正応元年（一二八八）の丹波行長《たんばのゆきなが》『衛生秘要鈔《えいせいひようしょう》』、あるいは同時期の刊年不詳の丹波嗣長《たんばのつぐなが》『遐年要鈔《かねんようしょう》』といった養生論は、いずれも漢文で書かれ、内容も『医心方』養生篇とほぼ変わらない。また、臨済宗の開祖明庵栄西《みょうあんようさい》は建保三年（一二一五）に『喫茶養生記《きっさようじょうき》』を著した。これは鎌倉幕府三代将軍源実朝《みなもとのさねとも》の病の際に栄西が宋から帰朝する際に持参した茶を点じて供したところ著効がみられたためにそれを契機に同書の執筆がすすめられ実朝に献上されたという曰くをもつ。

不思議なことに鎌倉中期から室町期にかけてのほぼ二〇〇年間にわたり著名な養生論が日本で著されたことは確認されていない。室町後期の康正二年（一四五六）に竹田昭慶《たけだしょうけい》によって『延寿類要《えんじゅるいよう》』が撰述されたことがみられるのみである。この養生論の空白期が何を意味するのかは定かではない。あるいはまだ未知の養生論が存在したのかも知れない。今後是非とも探りたい課題である。

近世初頭の安土桃山時代になると、有名な曲直瀬道三《まなせどうさん》やその養子の玄朔《げんさく》が『養生物語』（玄朔の著述の可能性が高いとされる）『延寿撮要《えんじゅさつよう》』などいくつかの養生論を書く。彼らの著わした養生論は、「後世派《ごせいは》」と呼ばれた彼らの医学的立場にふさわしく、朱子学の自然観である「天人合一《てんじんごういつ》」論に基づいたものであった。「天人合一」論とは、人のからだの仕組みや働きが自然現象そのものに対応していると考える思想である。このように、朱子学理論を基本にした医学理論を支持した人々を「後世派」と呼んだ。

だが、「後世派」の人々の理論があまりに観念的に過ぎたことを批判して、もっと現実的な見方、病気の実体やその経過に忠実に対応して治療をしていく立場に立った医学理論があらわれる。それは「古医方《こいほう》」と呼ばれた。中国の古い医学書『傷寒論《しょうかんろん》』に拠っていたからである。「古医方」の創始者名古屋玄医《なごやげんい》は、その立場から『養生主論《ようじょうしゅろん》』を著わした。しかし、日本の健康に関わる思想文化としての養生論は何といっても元禄そして正徳時代、すなわち世に天下泰平とされる時期に花開く。中でも元禄五年（一六九二）に刊行された竹中通庵『古今養性録《ここんようじょうろく》』十五巻は、文字通り古今の養生論を引用したいわば養生の百科全書的著作であった。

貝原益軒の訓戒

さて、貝原益軒の『養生訓』はその時代のまさにただ中で著された。それは、その時点までの中国や日本の医学書や養生論を参考にしてまとめられたもので、それまでの和漢の養生論の集大成であると同時に、益軒自身のいわば模範ともすべき生活の経験を交えて書かれた全八巻十七項目の大作である。この書に関してはこれまですでに多くの書が著されているし、すでに紹介した立川昭二の『養生訓に学ぶ』は解説書として実に明快である。ここでは益軒『養生訓』の内容十七項目名を列挙することで、全貌を見通していただこう。「総論上」「総論下」「飲食上」「飲食下」「飲酒」「飲茶煙草附」「慎色慾」「五官」「二便」「洗浴」「慎病」「択医」「用薬」「養老」「育幼」「鍼」「灸法」がその項目である。

その中で、「総論」の上下と「飲食」の上下は、それぞれ一巻があてられている。つまり、八巻の内の四巻が総論と飲食のことで、占められているわけである。その傾向は、その後に著される養生論に受け継がれていった。益軒の『養生訓』は、他の養生論の手本にされたのである。

『養生論』のめざしたものは何であったのだろうか。

人となりてこの世に生きては、ひとへに父母天地に孝《こう》をつくし、人倫の道を行なひ、義理にしたがひて、なるべき程《ほど》は寿福をうけ、久しく世にながらへて、喜び楽《たのし》みをなさん事、誠に人の各々《おのおの》願ふ処《ところ》ならずや　（「総論上」）

という益軒の記述に、養生のめざすものが示されていると言えよう。人としてこの世に生まれたからにはひたすら父と母に孝養を尽くし、人倫の道を踏み外さず義理を通すことによって、できることなら長寿をとげることによって人生の喜びをかみしめることこそが人の願いではあるまいか。このような謹直な、それでいて衒《てら》いのない生きることの目的こそが益軒の膨大な養生の知識が集約される点である。

益軒は、几帳面なもしくは厳格な性格であったとみえ、『養生訓』に記された養生法の基本はなかなか厳しいものであった。

養生の道、多くいふ事を用ひず。只飲食をすくなくし、病をたすくる物をくらはず、色慾《しきよく》をつつしみ、精気をおしみ、怒《いかり》・哀《かなしみ》・憂《うれい》・思《おもい》を過《すご》さず。心を平にして気を和《やわ》らげ、言《げん》をすくなくして無用のことをはぶき、風《ふう》・寒《かん》・暑《しょ》・湿《しつ》の外邪をふせぎ、又時々身をうごかし、歩行し、時ならずしてねぶり臥《ふ》す事なく、食気《しょくき》をめぐらすべし　（「総論下」）

これが、益軒の説くところの養生の要点である。飲むことや食べることを慎み、病をもたらすような食物を食べないこと、性欲のおもむくままの性生活に走らないことなどは現在でも理解しやすい内容であるが、言葉を少なくすることや、気分をやわらげることを挙げていることは、精神の安定が養生には必要であることが認識されていることを示している。

益軒は、「多くいふ事を用ひず」とは言うけれど、なかなか実行することが難しいことばかりが説かれている。どうしても食べ過ぎ、飲み過ぎ、運動不足や、怒ったり、哀しんだりすることを避けることは難しい。もっとも、難しく厳しいことだからこそ、ことさら『養生訓』のような書物を刊行して訓戒する必要があったのである。誰でもできるようなら何も口やかましく言いはしないだろう。

では、『養生訓』のような養生論を読んで、養生法を実行しようと思った江戸時代の都市庶民や中・下級の武士は、どんな健康生活を送っていたのであろうか。

江戸ッ子の健康像

落語の「崇徳院《すとくいん》」の中に出てくる〝熊さん〟の知り合いの〝若旦那〟は、大店の若い娘に一目惚れして寝込んでしまう。そこで〝熊さん〟がその娘を一所懸命に探すわけだが、この中の〝若旦那〟は「気の病」ということになっている。

さきにも書いたように、江戸時代の医学は、中国の医学や自然哲学の影響を大きく受けていた。

「気」というのは、中国医学では「生命エネルギー」のようなものとして考えられていた。その「気」が病むから「病気」なのである。

江戸時代の人々は、病気になるとまず寝込み、それでも具合がよくならなかったならば医者の診療を受けていたようである。「崇徳院」の〝若旦那〟のように「五日ももたない」ほど寝込んでしまうと、延命のために親類縁者総出で病人を救うために奔走したようである。古典落語の世界は、すべてが真実ではないにせよ、江戸時代の庶民の生活の実像を生き生きと見せてくれる。

江戸時代の庶民人士はいったいどんな健康状態だったのであろうか。まず、平均寿命をみてみると、これは地域によって差があり、江戸時代後期の飛驒地方の人々は、男女とも約三十歳であった(須田圭三『飛驒O寺院過去帳の研究』)。信濃地方の場合には、男女とも四十歳余りであった(速水融『近世農村の歴史人口学的研究』)。平均寿命だけで、当時の人々の健康を測ることは難しいが、平均寿命の低さが、ある程度健康状態の悪さを物語っていよう。

もっとも、いま参考にした研究の中では、五十一歳以上の人々の平均死亡年齢は七十歳代であったとあり、ある年齢まで生き延びれば、あとは比較的長寿も可能だったようである。逆に言えば、幼い子どもたちほど健康に恵まれず、死んでしまった。乳幼児死亡率の高さが近世期の平均寿命の低さを決定したのである。

次に、彼らはどんな病気に罹って苦しんだのであろうか。頻繁にテレビや映画などで使われるのは「疝気《せんき》」「癪《しゃく》」などがある。これらは特定の病気と言うよりは、広く胸腹部の疾病全般を示したらしい。

立川昭二は、罹患率の高かったと思われる近世期の疾病を二十挙げている。「眼病」「食傷」「歯痛」「疝気」「痔」「火傷」「風邪」「痢病《りびょう》」「出来物」「瘡毒《そうどく》」「腹痛」「腫病」「疱病」「淋病」「大便不通」「小便不通」「中気」「頭痛」「癪」「小児の疳《かん》」がそれである（立川昭二『近世病草紙』）。

とりわけ罹患率の高かったのは、「疱瘡（痘瘡）」「風邪（インフルエンザ）」「瘡毒（梅毒）」「虎刺痢（コレラ）」などの伝染病疾患であった。梅毒を除いて、いずれも急速に経過して致命率の高い疾病である。梅毒にしても、当時は重篤なものが多かったとみえ、養生論のいくつかにも、梅毒の経過が凄惨に記録されて、その顔貌を損なうことが忌み嫌われた。

また、疾病と関わりの深いものとして栄養失調が挙げられる。江戸時代の民衆生活史は「飢饉」の歴史であると言ってもよく、史上に名高い「天明の大飢饉」をはじめとして、日本全国で規模は様々ながら、いくつもの飢饉が起きた。飢饉によって、農村から都市に人口が流入して大都市がつくられもしたのである。飢饉の時にはもちろん栄養失調が多発し、餓死者が続出した。さらに栄養失調による免疫力の低下のためであろうか「時疫」と呼ばれる伝染病がいたるところで発生した。養生論でも飢饉の時の生活の仕方や時疫の時の心得について書きしるしたものが、飢饉にあえいだ近世後期に著される。

女性の妊娠とそれに関わる疾病も江戸時代の健康問題の重要なものの一つであった。だいたい、江戸時代の女性は早婚で、十三、四歳で嫁入りし、十五、六歳で初産を体験したようである。当然、骨盤も充分に発育していなかったであろうから、流産や死産・難産が少なくなかった。こうした産前・産時の問題に加えて、月経に伴う婦人疾患や「肥立ちが悪い」と称された産褥熱などの産後疾患も多かったようである。これらの疾患に対処するために『婦人寿草《ふじんことぶきぐさ》』『螽斯草《いなごぐさ》』『保産道志類辺《ほさんみちしるべ》』といった婦人・産育に内容を特定した養生論も著されている。

細々と述べているときりがないほど、江戸時代の人々の健康問題については興味深いことが多い。だが、これを支える医療条件は決して充分なものではなかった。十九世紀初頭の江戸の医師数は約二千五百名、大坂の医師数は約三百名と推定されている（立川昭二『近世病草紙』）。江戸の大都市圏では、数の上では決して少ないものではなかったが、さて、その腕前のほどとなるとどんなものであったろうか。

売薬にしても、当時「本草学《ほんぞうがく》」と呼ばれる博物学が発達しつつあったから、かなり効果のある薬草が材料となっていたのであろうが、中にはいかがわしいものもあったうえ、「孝行さ　わが身を母に煎じさせ」（立川『近世病草紙』）と詠まれるほどに高かった。

こうした状況で生活するために、庶民は安価で、しかも効果の高い「養生」を、否が応でも選びとっていったのである。

第一章　歴史の中の「養生」

中国・朝鮮の養生思想と養生論

「養生《ようせい》」が中国、朝鮮あるいはその文化的影響を受けた地域で形成された思想であることは前にもみた通りである。それでは、その母地ともいうべき中国のおける養生論とはいかなるものであったのか。また、どのような内容を含んでいたのか。

古代中国の養生論のうち重要な著述としてまず挙げなければならない書は、三国時代の嵆康《けいこう》（二二三～二六二）があらわした『養生論《ようせいろん》』であろう。嵆康は中散大夫《ちゅうさんたいふ》という閑職にあったが世を捨て脱俗の境地を生きた思想家であり詩人として知られる。彼を含めて、彼と同じく隠遁生活の中で自らの思想を磨き合った同時代の思想家七人をして世に「竹林七賢」と称するのは余りにも有名である。嵆康の『養生論』は後代の養生論に比べればはるかに短い部類に属するが、その含むところは計り知れなく深い。それは、日本での養生《ようじょう》のように長生を願う生き方も含んではいるが、それにとどまらない人間としての生き方、あるいは事物の存在そのものを根源的に問う姿勢が貫かれている。彼の『養生論』は、養生とは何かを考えるうえできわめて基本的かつ究極的な意味を蔵している。そこには、やや先走っていえば、人間は何者にもとらわれない絶対的な「個」として生きることが理想なのか、社会の中に意味づけられて生きることこそが理想なのかを根源的に問う姿勢がある。この点については後にもう一度詳しくみることにしたい。

中国史においては東晋代と称される時代には二つの重要な養生論が著されている。一つは葛洪《かっこう》による『抱朴子《ほうぼくし》』、いま一つは張湛《ちょうたん》の『養生要集《ようせいようしゅう》』である。

葛洪『抱朴子』は、内篇二十篇、外篇五十篇の計七十篇からなる大作である。内篇は主に道教、外篇は主に儒教について論じられ、内篇は神仙道の聖典の一つとして重視されている。その神仙術は「辟穀《へきこく》・服餌《ふくじ》」「調息《ちょうそく》」「導引《どういん》」「房中《ぼうちゅう》」といった養生法から「黄色（錬金術）」「徒渉《としょう》（入山術、危険回避術）」などの方技を含んでいる。全体として、養生を不老長生の技法としてとらえるとともに、神仙すなわち人間の能力を超えた「仙人」となるための基礎修練として養生を位置づけた書として考えることができる。その内容も不老長生のための生活法はもとより、神仙のためのさまざまな神秘的技法に触れたものである。

一方、張湛『養生要集』は、現存していない幻の養生論といってもよい書である。『養生要集』

の断片は中国や日本の養生論における引用によって知ることができるのみである。次にふれる陶弘《とうこう》景《けい》『養性延命録《ようせいえんめいろく》』には、この書が十巻よりなることを述べている。後の中国における養生論も日本において著されることになる養生論もこの書からさまざまに引用している。それほどに参考にされたことは、それ自体この『養生要集』が当時の第一級の養生論であることを物語って余りある。

これ以降、梁《りょう》とよばれた時代には陶弘景『養性延命録』、唐代には漢方医学の聖典の一つでもある孫思邈《そんしばく》の『備急千金要方《びきゅうせんきんようほう》』、宋代には蒲処貫《ほしょかん》『保生要録《ほせいようろく》』、周守中《しゅうしゅちゅう》『養生月覧《ようせいげつらん》』、『養生類纂《ようせいるいさん》』、金代には邱処機《きゅうしょき》『摂生消息論《せっせいしょうそくろん》』、元代には羅天益《らてんえき》『衛生宝鑑《えいせいほうかん》』、明代には高濂《こうれん》『遵生八箋《じゅんせいはっせん》（牋）』、洪九有《こうきゅうゆう》『摂生総要《せっせいそうよう》』、清代には曹無極《そうむきょく》『万寿仙書《ばんじゅせんしょ》』、范在文《はんざいぶん》『衛生要訣《えいせいようけつ》』などをはじめとする夥しい数の養生論が著されてきた。

中でも、陶弘景は道教史においては最重要人物の一人であり、道教的医学の泰斗であるとともに道教学者としても卓抜しており、上清派《じょうせいは》教団の成立を促した。道教教義の解説やその自然観を述べた『眞誥《しんこう》』二十巻は道教論の労作である。『養性延命録』は六篇からなり、養生の原則、食事、諸雑誡、祈禱、服気《ふっき》呼吸、導引按摩、房中（性交）など養生の基本についての訓戒指示について記されおり、後の養生論で頻繁に引用される。

また、孫思邈は、老荘と仏教に通じた碩学であり、「霊医薬王《れいいやくおう》」と通称された。『備急千金要方』は全九十三巻の大著であり、病理論、診断論、治療論、養生論などの総合医書として評価され、頻りに引用される。その巻八十一から巻八十三の三巻を中心にして養生論が展開されている。序論をはじめ居処、按摩（導引）、服食、雑忌（さまざまな忌み事）、房中などが論じられている。

さらに、明代の高濂『遵生八箋』は『雅尚齋《がしょうさい》遵生八箋』とも称され、全十九巻よりなる。著者の高濂の生涯はつまびらかではないが、たいへんな蔵書家であり、また詩人としても著名であった。『遵生八箋』は八種の内容に分かれて養生の内容が語られていることからその書名があり、養生の総論から四時（春夏秋冬）の摂生、起居動静、服気、導引、飲食、煉丹（丸薬製法）、道徳、趣味、教養にいたるまで、それまでの養生論には見られない内容の広がりがみられる。引用されている文献数も膨大であり、日本の養生論にもしばしば引用された。

これら多くの中国養生論のうち、明代までの養生論の主要な書の多くは、道教の経典集である『道蔵《どうぞう》』に収録された。また、明代は養生論の刊行が盛んであり、万暦年間には胡文煥《こぶんかん》によって十六の養生論が輯せられて『寿養叢書《じゅようそうしょ》』として刊行されている。

さらに、東アジアにおける養生論の歴史において触れなければならないことは、朝鮮における養生論の状況である。従来より中国医学史の陰にあって十分に顧みられることがなかった朝鮮医学史は、近年になって盛んに研究がなされるようになっているが、養生論の研究についてはなお多くの課題が残されている。朝鮮医学はその宗主国であった中国歴代帝国の医学の影響を多大に受けたとはいえ、李氏朝鮮時代の前期には「李朝文化」が興隆した。とくに宣祖帝《せんそてい》の治世から光海君《こうかいくん》の治下において活躍した許浚《きょしゅん》は、朝鮮史きっての名医として尊崇され続け、その主著『東医宝鑑《とういほうかん》』は中国医学の古典を駆使した名著でありその『内景篇《だいけいへん》』は養生論としても質の高いものであった。この『東医宝鑑』は日本にも持ち来たられ、多く引用された。この他、中宗帝時代には李守谷《りしゅこく》『養生説《ようせいせつ》』、鄭惟仁《ていいじん》『頤生録《いせいろく》』、明宗帝時代には朴雲《ぼくうん》『衛生方《えいせいほう》』などが著された。

いうまでもなく、このような朝鮮医による著述だけでなく、中国諸帝国の養生論も各時代に複刻され、広く用いられた。

思想としての「養生」と技法としての「養生法」

では、古代以降の中国・朝鮮や日本でおこなわれていた養生の実際とはどんなものだったのだろうか。このことを考えるにはいくぶん錯綜した事情をかなわぬまでも筆者なりに整理しておく必要がある。

中国思想史の一般的理解では、広く養生にまつわる文化は中国の民族宗教とされる「道教」の中の生活思想であり、また生活法であるとされている。ただし思想としての「養生」は必ずしも道教に独特のものではない。しかしながら、老子および荘子を始祖とする老荘思想あるいは道家思想が養生思想を主要な要素として内包しており、しかも道家思想が宗教としての道教の哲学的側面を担っていることはほぼ明らかである以上、養生の思想および方法が中国宗教文化としての道教の一端を構成することは認めることができる。

ただし、いくぶん細密に検討すると、思想としての「養生」は、宗教文化としての道教よりも哲学的学派としての、誤解を恐れずにいえば形而上学的要素としての道家もしくは老荘思想の影響を濃厚に受けているとみられる。他方、具体的な生活技法または保健医療的技法としての養生法は、道教の中に潜在している「神仙思想」の影響下にあったと考えられる。「神仙思想」は中国に固有の民族信仰であり、不老不死願望とその具体化としての「神仙」への修練を理念化した思想である。紀元前三世紀における秦の始皇帝が不老不死の霊薬を探し求めたことはよく知られているが、その時期以前にもすでにみられた原始的信仰であったとみたほうがよい。道教、老荘思想、道家思想、および神仙思想の概念とその差異を論じることは、中国思想史学または宗教史学の専門的事項なので到底筆者のおよぶところではない。ここでは、それらが学説上論議を呼びつつも密接に関連していることと、歴史的な成立過程が同様ではないことを確認することにとどめたい。

にもかかわらず、ここでやや執拗にすでに知られた思想史的記述を重ねた理由は、古代中国における思想としての「養生」と技法としての「養生法」が歴史的にみて必ずしも同根とはいえないことが、私たちにとって身近な思想としての日本における「養生《ようじょう》」を理解し、受け容れるうえできわめて重要であると考えるからである。さらにいえば、日本では、人間の生き方を考える思想としての養生と不老長生のための技法としての養生法が、必ずしも一貫して展開しなかったのではないかと思われる。

端的にいえば、不老長生の技法としての「養生」は、「神仙思想」にもとづいた神仙術の一環として発展した。すなわち「仙人」になるための「わざ」である。「神仙思想」という不老不死を理想とする世界観と結びついていて、現世を自適して過ごしていくことについてのさまざまな術技を「神仙道（神仙術）」と称する。

「仙人」というと、われわれ日本人には、女性のふくら脛《はぎ》を見て空から落ちてしまった「久米の仙人」が馴染み深い。一方、中国の古き時代の仙人は、あくまでも「神仙」でありむしろ理想人格である。神仙道は、俗にいわれる「千里眼」や「飛行術」などの超人的秘技を名目的に含んでいた。いうまでもなく、現実としてのそれらを「掛値なしに」信じるわけにはいかない。千里眼は視力を増強させる方法の誇張でもあろうし、飛行術（「軽身法」）は体重を軽くして跳躍力を増すか、あるいは空を飛んだ心地になる一種の自己催眠であったと推定される。

歴史的に神仙道すなわち神仙への修練法をみると、「券契《けんけい》」「符籙《ふろく》」とよばれる護符を受けて神力により身をまもる「護身法」、治病や祖霊の慰撫を目的とした「上章《じょうしょう》」や「斎《さい》」とよばれる儀礼、そして自身の長生を図る「長生法」が主体であった。このうち、護身法や上章、斎などは大まかに分ければ儀礼であるから、神仙道の中で、比較的に現実的な意味をもっていたのが、ほかならぬ長生法としての「養生」の諸術であった。神仙といえどももとは人間であることが前提であるから、言い伝えのように霞を食べているわけにはいかない。そこで何を食べ、どんな生活を送れば、不老不死を達成でき、修練よろしきをうれば千里眼や飛行術、透視術といった秘技が身につけられるかも知れないといった方法が次第に伝えられるようになったと思われる。「養生法」はいわば「羽化《うか》登仙《とうせん》」のための「基礎訓練」といったところであろうか。

中国養生法の内容

では、神仙術の中に伝わった養生法とは、いったいどんなものだったのだろうか。これは、内丹《ないたん》法とそれ以外の養生法に二分でき、後者はさらに大きく五つに分けることができる。「金丹《きんたん》（外《がい》丹《たん》）」「辟穀《へきこく》・服餌《ふくじ》」「調息《ちょうそく》」「導引《どういん》」「房中《ぼうちゅう》」がそれである。

「金丹」とは、東晋代の道士であった葛洪が重視し、また詳細に記録した技法であり、種々の砿物を合成した丹薬（丸薬）を服することを内容とした。この丸薬の実体は金、銀、水銀などであり、就中水銀は多用された。これは、金丹が腐食しない性質を示すためにその不変性を人体に取り込むことにより、身体も腐ることなく不死にいたれると考えられたためといわれる。言うまでもなく、水銀の服用は人体に悪影響を及ぼす。唐朝の皇帝のうち少なくとも六人（憲宗《けんそう》皇帝、太宗《たいそう》皇帝、高宗《こうそう》皇帝、穆宗《ぼくそう》皇帝、武宗《ぶそう》皇帝、宣宗《せんそう》皇帝）は金丹の服用がその死因であると伝えられる。そのため北宋のころには衰微した技法である。

「辟穀」は、文字どおり穀類を避ける意である。五穀すなわち米、麦、粟、黍《きび》、豆を食さないことをその内容とする。こんにちでいう断食療法に通じている。単に穀食を断って食物の摂取量を減らすだけではなく、神仙になるためによいとされているもの（特に菌類や霊芝《れいし》など）を食べ、火で調理することを避けて草根木皮からつくった丸薬を服用していくことである。

「服餌」は、「辟穀」の際に用いる丸薬の製造法である。延命を図り仙人になるための上薬、養生強壮のための中薬、治病護身のための下薬というようにさまざまな種類や等級があった。

「調息」は、一種の深呼吸法である。人間の活力の源泉と考えられていた「気」を養うために「服気《ふっき》」「錬気《れんき》」「行気《こうき》」などの方法があった。

「導引」は、その「気」を体のすみずみまで巡らせるための運動法・按摩法である。疾病治療法として膨大な数にのぼる術技が存在していた。「導引」の方法について著した書もまた多数存在した。

「房中」は、言わば性交法であり、これによってやはり体内の気を減らさないことと同時に疾病治療や不老延年を期したようだが、後には単なる閨房の秘戯となってしまった。貝原益軒はこの「房中」を厳しく排撃している。

一方、「内丹」とは「外丹」が体外にある物質を用いた薬を服用するのに対して、体内の「気」を錬成することによって不死にいたることをめざす方法である。その体内での「丹（内丹）」をつくる方法が「存思《そんし》」とよばれる。これは一種の瞑想法であり、こんにちの「自律訓練法」にも通ずる要素を含んでいるが、現在でも「内観法《ないかん》」とよばれる方法が行われているように、体内を大宇宙に対応する小宇宙とみて、自然界における物質の生成変化を体内の小宇宙において自己誘導的に観応することによって不死の力を蔵した「丹」を生成させようとする方法である。

これらの神仙術の中に含まれた養生法は、神仙思想と、老荘思想ないし道家思想が結びついて成立した宗教としての「道教」の中にも取り込まれて、中国だけでなく朝鮮半島や日本にも伝来した。しかしながら、おそらく文献として多くの道教文献が日本にはいってきたときに、もしそれらが書物として完全な形で輸入されたとすれば、養生法以外の儀礼や諸術も後に伝えられていると思われるが、それらのうち日本に現実性をともなって残ったものはきわめて少ない。やや誇張していえば、主たる内容として残ったのは養生法だけであったといっても過言ではない。しかもその養生法の中にすら残らなかった技法は少なくない。

中国から伝来した「養生」の体系が道教的要素から次第に分離されて、主として概念としての「養生」と飲食の原則や起居動静の規則、そして導引などの一部の技法が残り、そこに近世期以降にさまざまな文献の解釈と人々の経験が積み重ねられて日本独自の養生《ようじょう》思想が形成されたのではあるまいか。

中国の「養生《ようせい》」の何が日本に残り、何が残らなかったのか。それは日本の養生論の特徴を明らかにすることであるとともに日本人の生命観や生活観そのものを知るための有力な材料となるはずである。

ここでその問いにまともに向き合うことは本書のめざすところではない。しかしながら、これ以降の日本の養生のさまざまな姿を私たちの生活にできるだけ沿いながら描いていく中で、この点は常にどこかで意識しながら筆を進めたいと思う。

第二章　健康文学としての養生論

養生論は貸本屋で

江戸時代の庶民の識字率が予想外に高かったことが、教育史の研究ですでに明らかにされている（ドーア『江戸時代の教育』）。もちろん、江戸や大坂のような大都市と東北地方の寒村とでは大きくこの事情は違っていたであろうが、大都市圏では、庶民男子の約八割、女子の約三割が寺子屋に通っていたと言われる。一八〇〇年代後半、つまり江戸から明治に移り変わる直前のことである（乙竹岩造『日本庶民教育史』）。

だから、江戸時代も後半になると、江戸時代などの大都市に住んでいる人々のかなりが、少なくとも瓦版ぐらいは読むことはできたようである。文字が読めるならば、巷にあふれた書物を読むことができる。読書は、各時代を通じてもっとも卑近で効果的な情報入手の方法であり、教養形成の手段であった。

江戸時代に出版文化がもっとも隆盛を極めたのは、文化・文政・天保期、いわゆる「化政期」（一八〇〇〜四〇年代）の頃である。この時期には、他の書物と同じように養生書も非常に多く刊行された。とは言え、文字を読める人々の数から考えれば、書物の量はそれにとうてい及ばなかった。版木を作って一度に刷れる部数は当時の製版印刷技術では約千部であった。

そのうえ、一冊の値段は、洒落本などの娯楽的なもので、銀一匁五分から二匁五分ぐらいが相場であったらしい。現代の通貨基準に照合するのは難しいが、およそ三〇〇円から六〇〇〇円ほどと考えられる。貝原益軒の『養生訓』の値段は銀七匁、約二千円ぐらいと考えられる。ただし、江戸時代の職人や商人の日銭は安く、たとえ一匁の本を買うのも容易ではなかった。『養生訓』はなおさらである。

そこではやったのは「貸本屋」である。貸本屋は、十七世紀前半から現れたとされているが、あちこちに貸本屋や行商本屋が見られるようになったのはやはり化政期である。これらの貸本屋から本を借りたり、屋敷・大店の奉公人めあてにやってくる行商本屋から本を借りて読むのが、庶民の一般的な読書生活であった。

貸本屋は温泉や保養地にも進出し、逗留中の保養客の慰めに本を貸したりもした。貸本の貸し賃を「見料《けんりょう》」といい、新刊本で約二十四文、古刊本で約六文ぐらいからはじまったらしい。百円程度といったところであろうか。貸本屋の蔵書数は店によってさまざまであったが、全体的には洒落本・滑稽本などの通俗的な小説や軍記物が多かったようで、「物之本」と呼ばれた儒書・仏書・医書などは多く用意されていなかったある。江戸期を通じて日本最大といわれた尾張名古屋の貸本屋大野屋（明和四年＝一七六七創業）は総計二万千四百一部の書物を有していた（長友千代治『近世貸本屋の研究』）。

貸本屋の蔵書中に医書の数は決して多くはないのだが、大野屋には多くの養生書が含まれていた。地域によって差はあろうが、養生書が貸本屋を通じて普及したのは確かである。

和歌に詠まれた養生の教え

貸本屋を通じて庶民が養生論を読むようになると、書き手も記述の仕方を工夫するようになった。日本人が古くから親しんできた和歌の形式を借りて養生の内容を伝えようとする書が現れてくるのである。

近世初頭に曲直瀬道三が『養生俳諧《ようじょうはいかい》』を著したのだが、これは和歌ではないが、韻文という形式を用いて養生論を著した最初ではないだろうか。その後、元禄時代（一六八八～一七〇三）のいわば「文学の大衆化」の時期を経て、庶民にもさまざまな文学表現が近しいものになってくる。

そのような流れの中で、多紀安元《たきやすもと》『養生歌《ようじょううた》』が著される。著者の多紀安元は、徳川家の医官・

奥医者を勤め、明和二年（一七六五）に「医学館（躋寿館《せいじゅ》）」を創設した多紀家の当主である。『養生歌』は寛政六年（一七九四）に江戸で著されたもので、別名を『養生歌八十一首』ともいい、一橋家の命によって作られた。同書の序には、

凡人ことに生楽《せいらく》を遂しめんには養生の道をしらしむるにありといへとも載る所繁冗にして諳誦かたくかつ雅言は解しかぬる人も多ければ俚語もて歌に作りならんには博愛の一端なるへし

とある。要するに、養生は大切だが、これまでの書は難しいから、易しい言葉で歌にでもすればよいだろうということである。

『養生歌』は、全体が「養生大意」「飲食」「閨門《けいもん》」「起居《ききょ》」の四つに分けられる。それぞれからいくつか和歌を拾ってみよう。

養生はその身のほどを知るにあり　ほどを過《す》ごすはみなふやうじょう（大意）
飲食は我身《わがみ》やしなふ為《ため》なるを　口のためぞと思ふはかなさ（飲食）
男女こそ子孫求《もと》るためなるを　わが慰《なぐさめ》とおもふをろかさ（閨門）
家にあらば程《ほど》よく身をばつかふべし　しょく気《き》めぐりて薬にもます（起居）

五七五七七の語呂もよく、養生の心得が口と頭とで覚えられていくことがよくわかる歌である。内容についてはことさら説明は要しまい。いくぶんか教養のある庶民は何かの折りにこうした和歌を詠み、口の端にのぼらせることによって、自分たちの行ないを少しずつ改めていったのではない

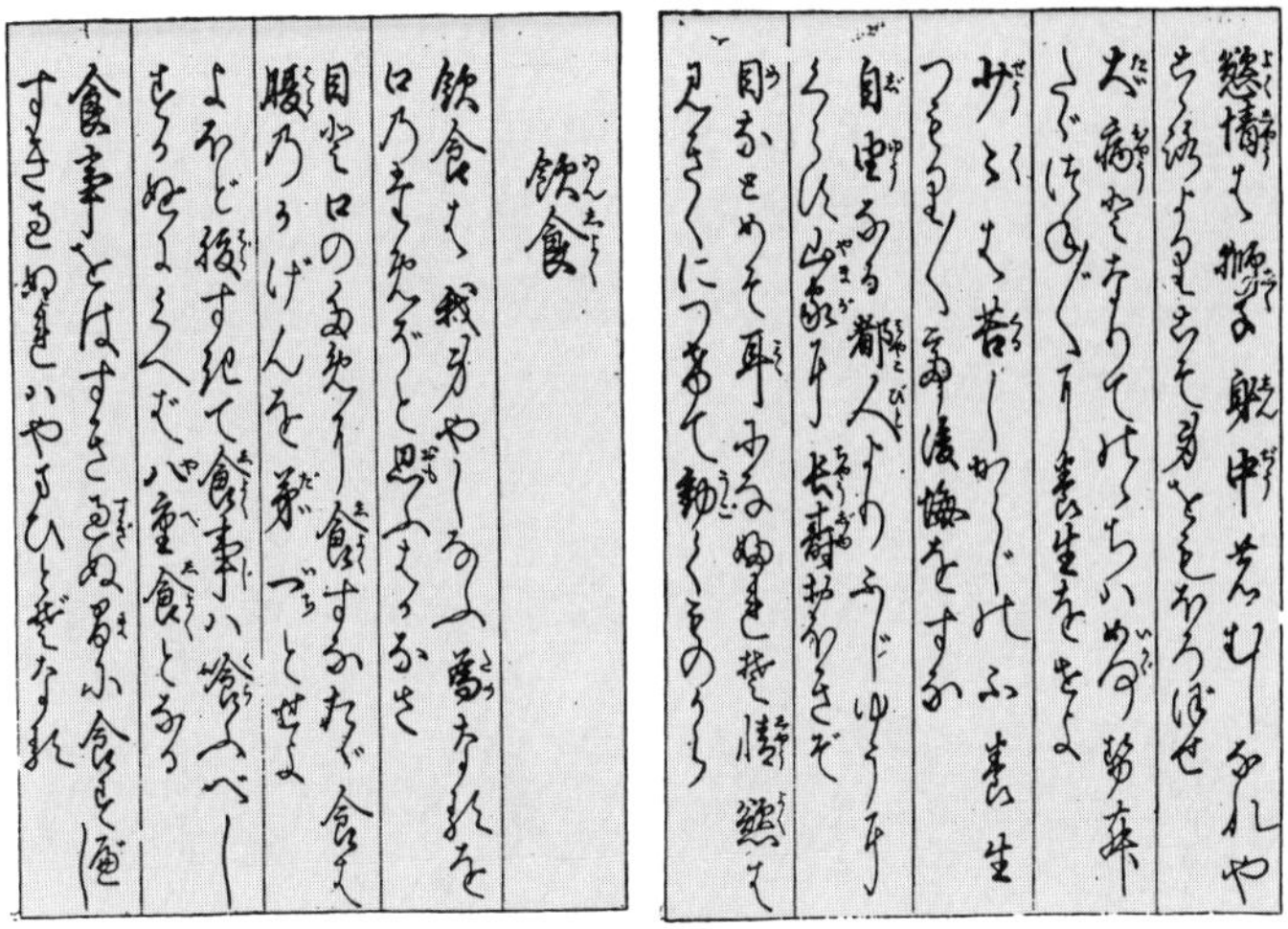

図1　『養生歌』（多紀安元）

かと考える。

また、とくに和歌形式をとった養生論ではないが、平叙表現の中にところどころ和歌をまじえたものであった。文政八年（一八二五年）に、江戸の小説著述家であった八《や》隅景山《すみけいざん》によって著わされた『養生《ようじょう》一言草《ひとことぐさ》』には、「養生手《て》引歌《びきうた》」「日用食物歌《しょくもつうた》」「養生証拠《しょうこ》並歌」という、和歌を主体とした項が立てられている。内容的には『養生和歌』と似ているが、試みに数首を挙げてみよう。

養生は疾《やまい》の出《いで》ぬ手あてなり　其《その》用心をまへ
かたにせよ

蓄かきにすれば内をもあたためて　疝気腹
痛溜飲《りゅういん》によし

物毎に執着《しゅうじゃく》せざる心こそ　実にも長寿の
基《もとい》成らめ

江戸版『ミクロの決死圏』

和歌形式とともに庶民に親しみやすい形で養生を説いたものに、物語形式がある。物語形式をとるということは、要するに、架空に物語の中で養生の仕方について述べていくものがある。

ここでも『養生歌』の多紀安元が登場する。彼は寛政年間（一七八九〜一八〇〇）に、別号の藍《らん》渓《けい》を用いて『巨登富貴草《ことぶきぐさ》』という養生論を著している。『巨登富貴草』は挿絵入りの養生論で彩画は粟田口蝶斎《あわたぐちちょうさい》という絵師が行っている。

『巨登富貴草』の冒頭は次のように始まる。

むかし烏有《うゆう》国に安在何某《あんざいなにがし》とかやいへるいみじき福者《ふくじゃ》あり、家富《いえとみ》さかえ七珍万宝《しっちんまんぽう》充満して、世を楽《らく》しける、ある時つくづくおもふやう、遠くむかしを追念するに顔回亜聖《がんかいあせい》の才たれども、不幸短命なりければ道をひろくほどこすことあたはざりき、七十にあまりて西戎《せいじゅう》を攻《せめ》やふ《ぶ》りし趙《ちょう》充国《じゅうこく》も、皆命長かりしゆへなり、何ごとをせんにも人は只いのち也

「烏有」とは「どこかの」というほどの意味であり、「むかしあるところで」安在某なる主人公が富裕でありながら、寿命の必要を感じるところから話が始まる。このあと安在は次のように言う。

いかにもして永く生楽《せいらく》を極めんと欲すれども、人の寿命は力にも金銀づくにも及ぶべきことならず、しからば神仙の道を学ぶにしくはなしといへども、伝へ聞く仙は遷《せん》なり、遷《うつり》て山に入《いる》なりと有《あり》て、先《まず》仙術を学ぶには深山幽谷の間に栖《す》み、木の実草の実を食とし……暖室水亭《だんしつすいてい》に引き

かえて穴居野処《けっきょやしょ》に湿をうけ、釈尊霊山《しゃくそんりょうぜん》の難行より遥かに増《まさ》る難行を凌ぎ、よしや長命の術を得るにもせよ先《まず》それまでをいかにせんと当惑に及びしが、又思ひけるやうは秦《しん》の始皇《しこう》漢の武帝《ぶてい》長命せむ事を欲し給ひ、方士《ほうし》に命じて蓬莱山《ほうらいさん》より不老長寿の霊薬《れいやく》を索《さがさせ》給ひし例もあればいでや彼山《かのやま》に至り霊剤を索《さがし》て服すべし

安在は、不老長寿のために神仙術修行に思い到りながらその修行の厳しさに断念し、秦の始皇帝や漢の武帝も求めたという不老長寿の「霊剤」を求めて蓬莱山へと旅立っていくのである。その冒険への決意は賞賛に値するが、修行の辛さを避ける意気地のなさには親しみがわく。

蓬莱山へ旅立つ安在に、運良く列禦冠《れつぎょこう》（列子）が掛軸からあらわれて「りゆくとすろうふ」というフランスはパリ製（?）の飛行船を与えたり（「列子示していふやう、是こそ近ころ欧羅巴《ようろっぱ》の洲中《しゅうちゅう》、仏郎機《ふらんき》国の都、把里斯《ぱりす》といへる地にて製したるりゆくとすろうふという風車なり」）、近江国から駿河国をひとまたぎする巨人が登場するなど、同書は全編を通じてファンタジックな記載に満ちている。

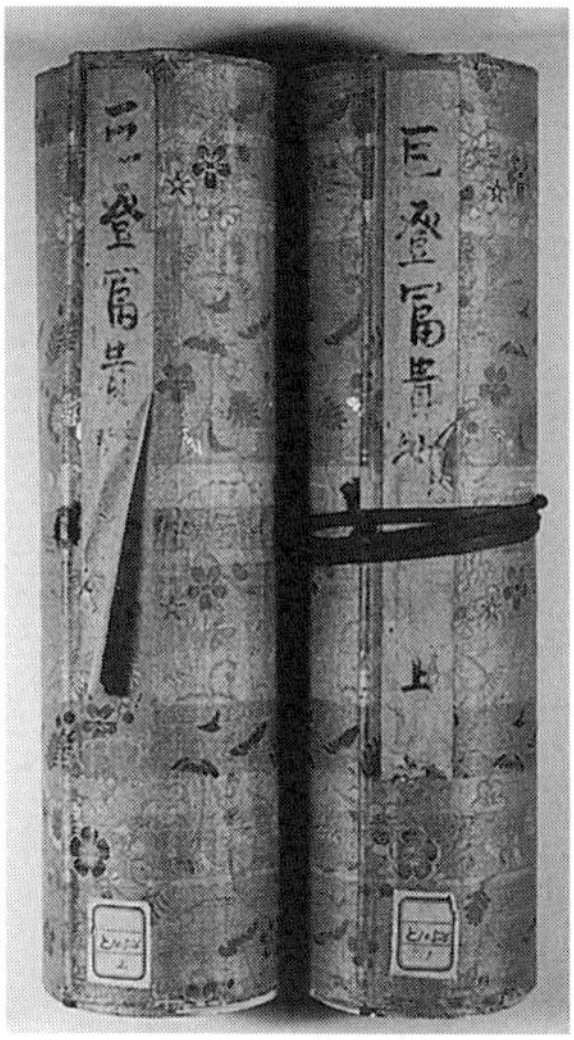
図２　多紀藍渓『巨登冨貴草』
（東京国立博物館蔵）

主人公の安在は、まず「上《かみ》天子より下《しも》庶民にいたるまで尽《ことごと》く色慾に溺るゝをむねと

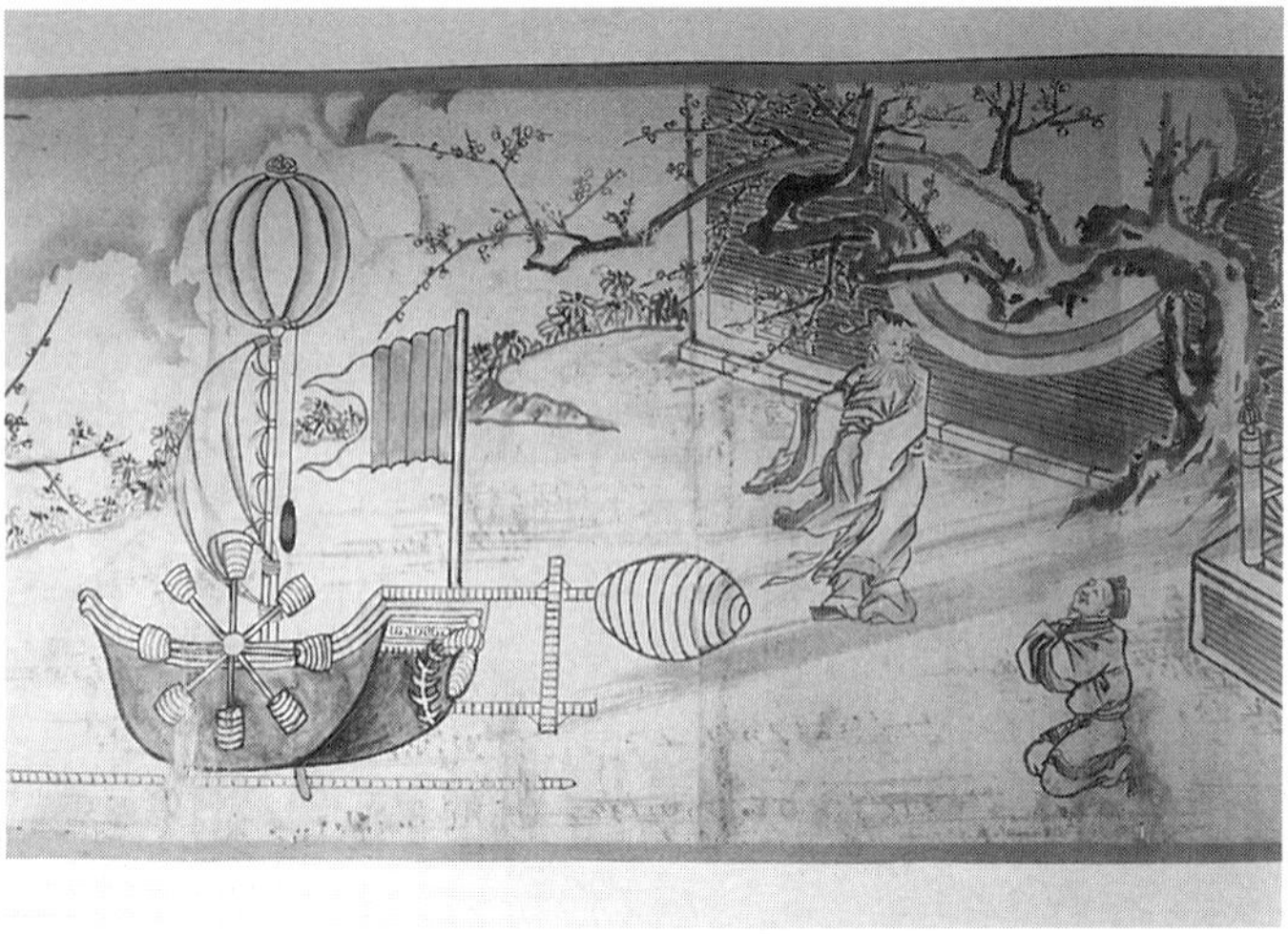

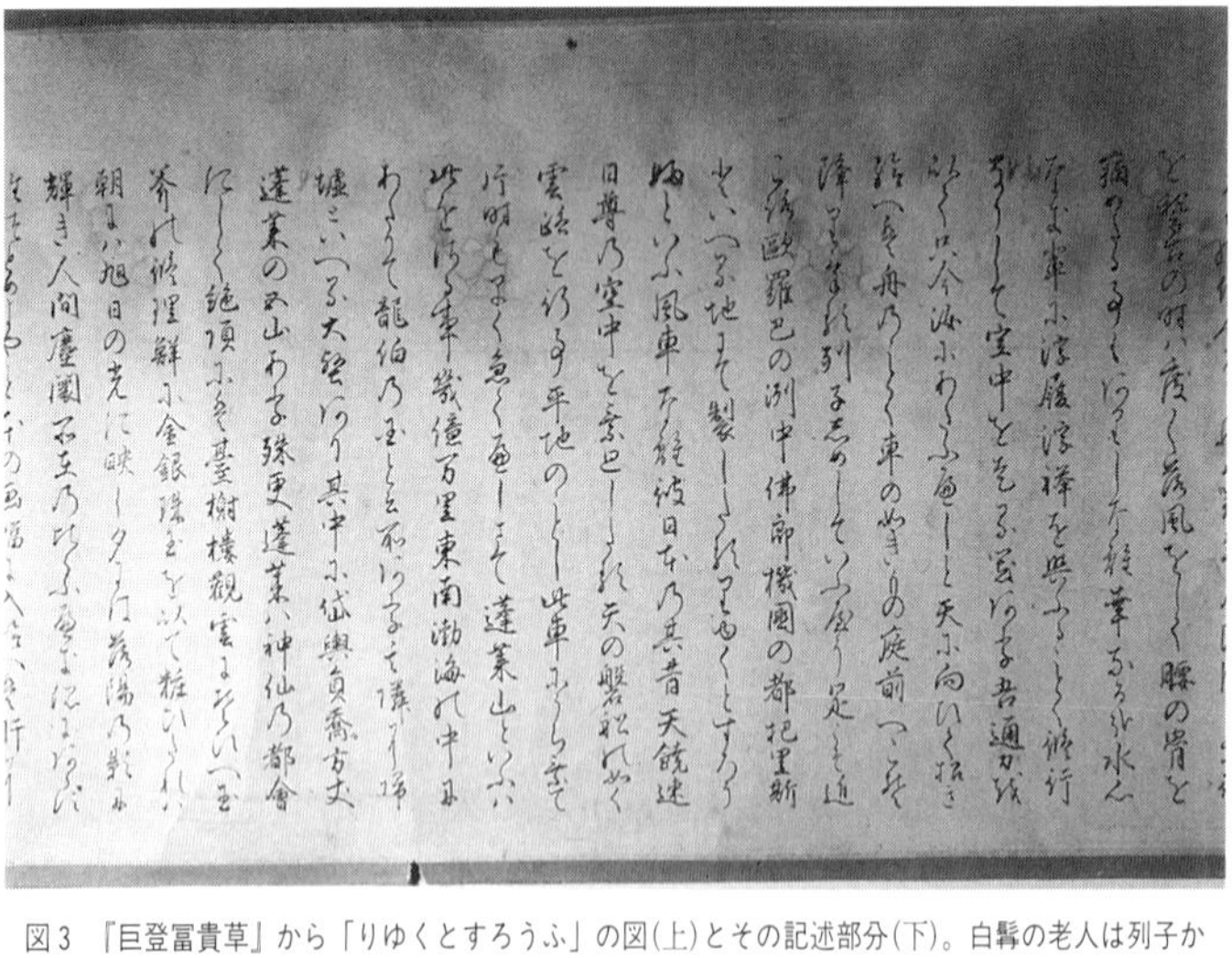

図3 『巨登冨貴草』から「りゆくとすろうふ」の図(上)とその記述部分(下)。白髯の老人は列子か

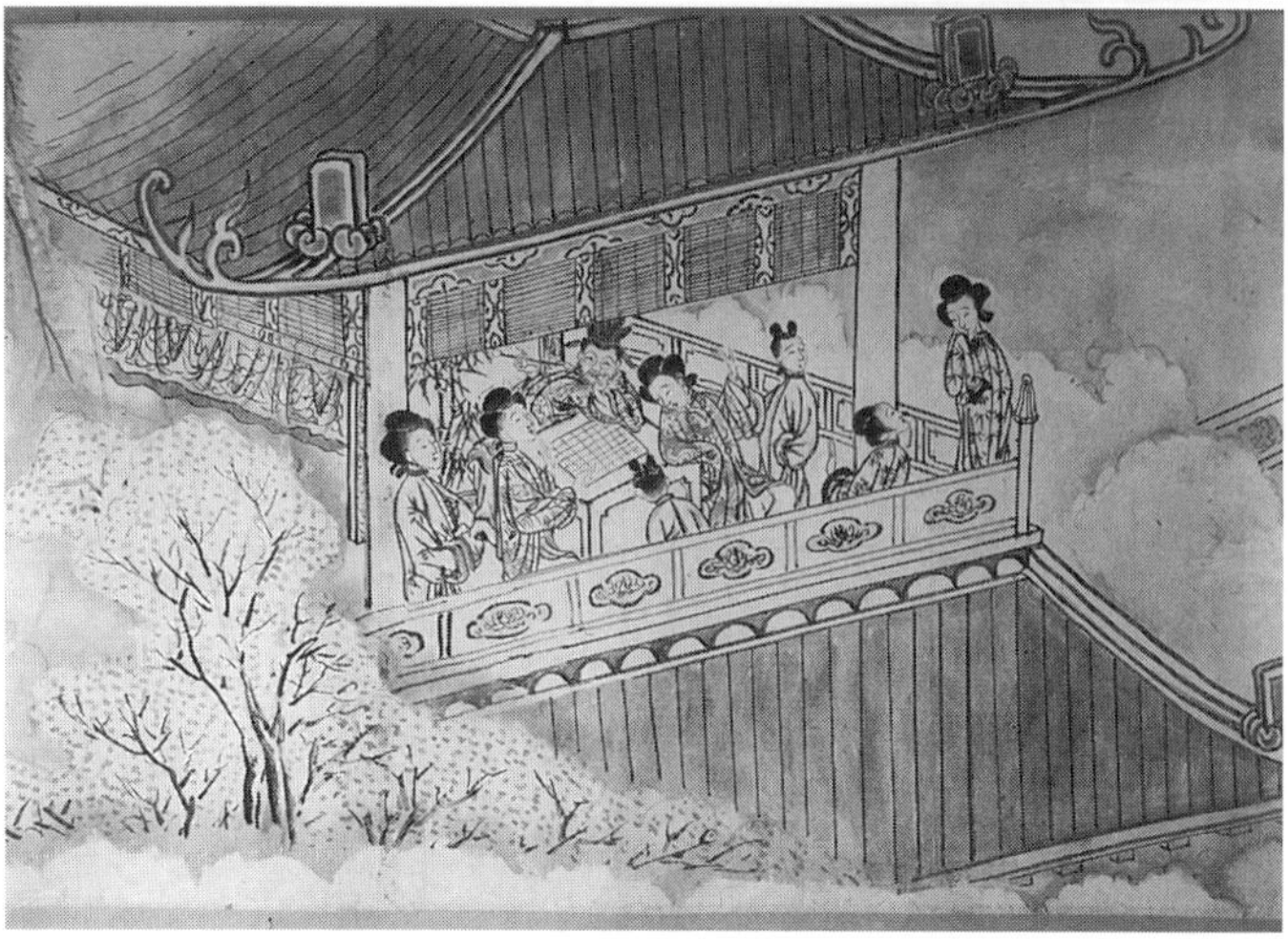

図４　『巨登冨貴草』から「女色国」の図

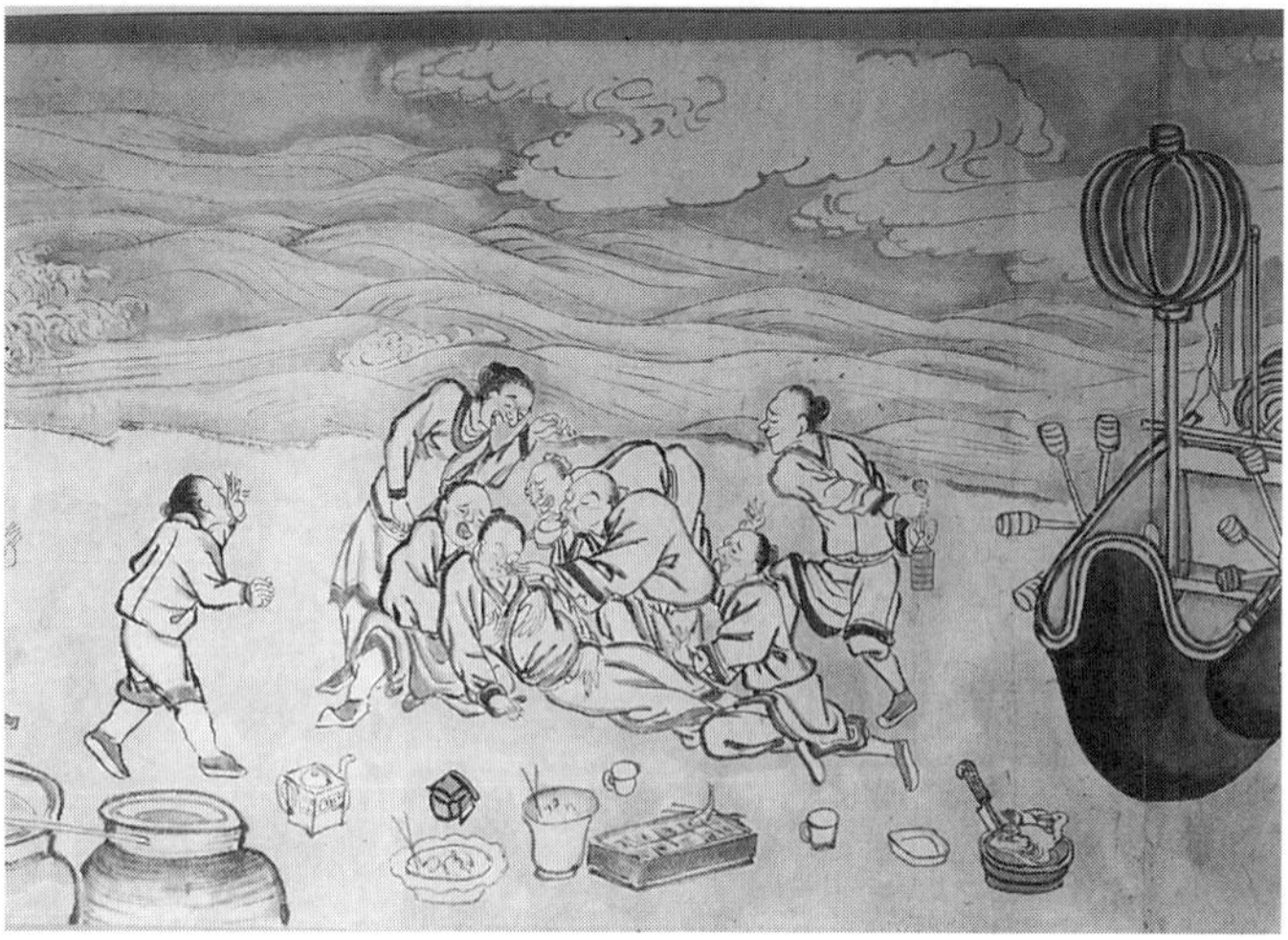

図５　『巨登冨貴草』から「大酒国」の図

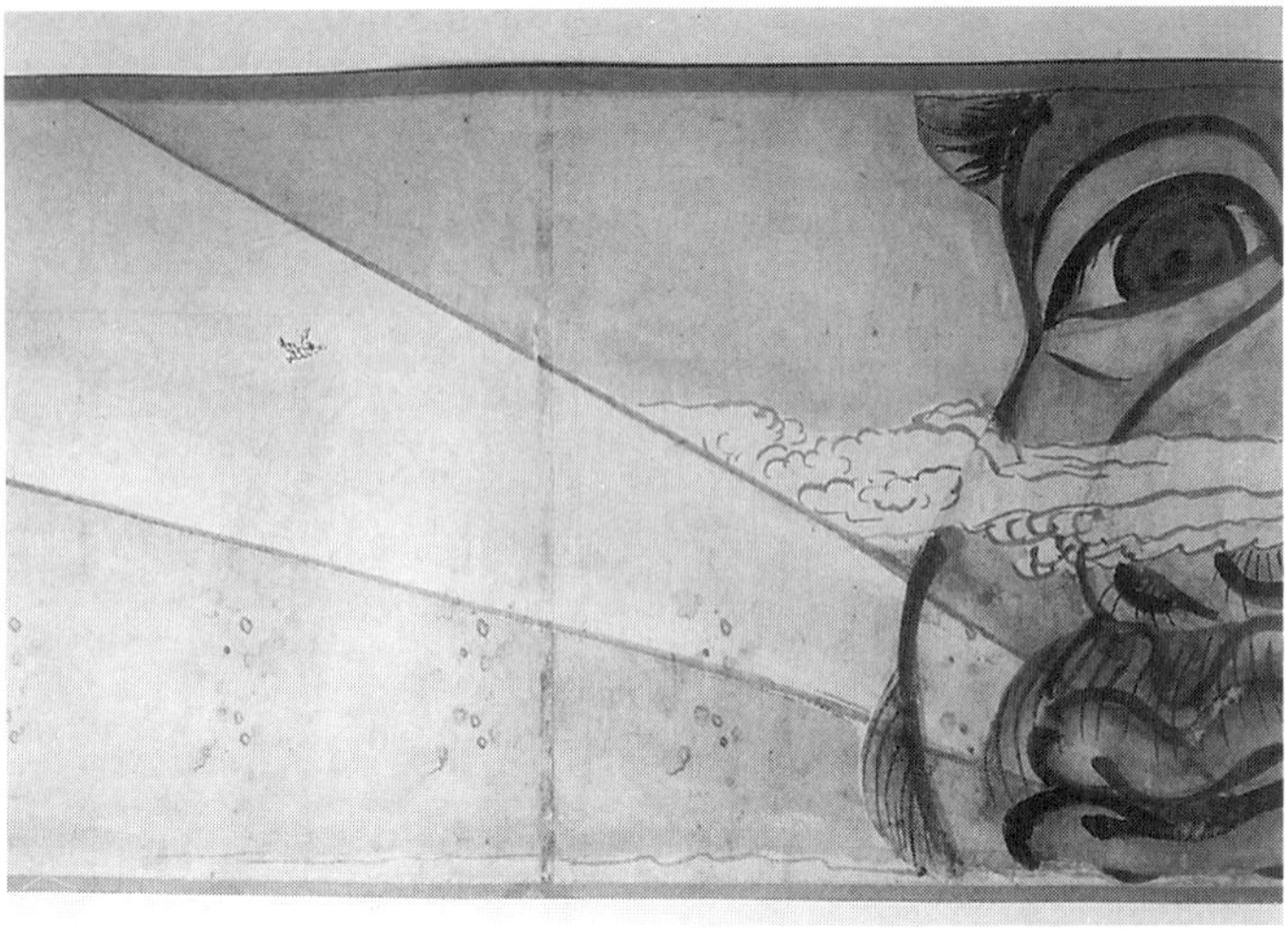

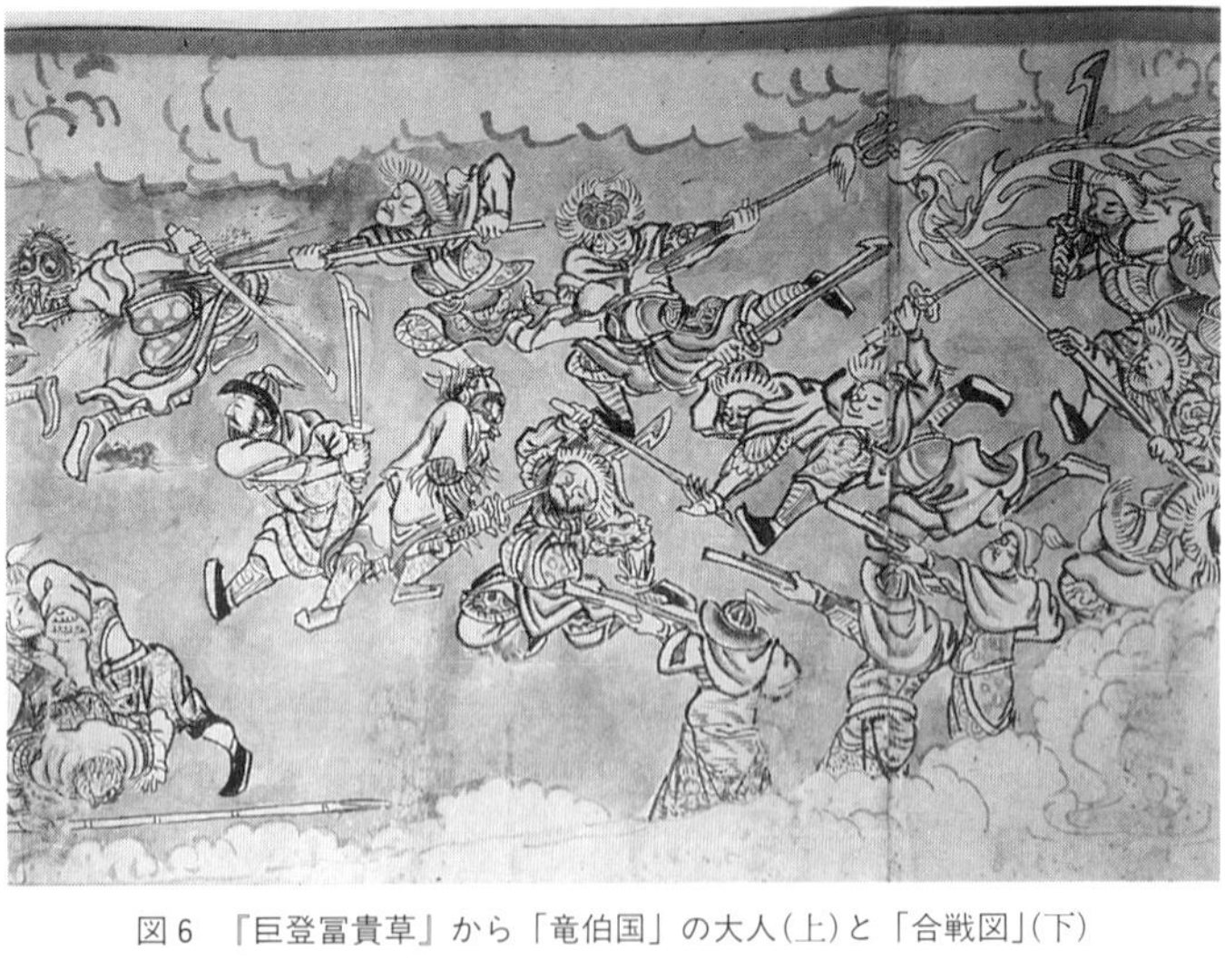

図6　『巨登冨貴草』から「竜伯国」の大人(上)と「合戦図」(下)

したる習俗なり」という「女色国《にょしょく》」、次いで「我身の末をも打忘れ、常に酒宴をなす」のが風俗の「大酒国」、そして巨人のいる「竜伯国《りゅうはく》」を探訪する。このあたりはまさに冒険小説さながらである。

「女色国」では、その国の住人が色欲盛んなために、「陰虚《いんきょ》火動《かどう》の病となり彼旱魃《かのかんばつ》の時野山の草木ことごとく枯《かれ》はつる如く、骨蒸労熱《こつじょうろうねつ》を発し、百般の難病蜂のごとく起り」、苦しんでいることを述べて、色欲を逞しくすることを戒めている。「大酒国」のくだりでは、ごくありふれた大酒家のありさまを述べ、酒の害を説いている。安在は、こうした様子におののいて、例の「りゆくとすろうふ」に乗って立ち去ってしまう。

さて、「大酒国」をあとにした安在は、巨人の住む「竜伯国」に行く。そこで住人である巨人の体内に迷い込んでしまう。安在は、

大人国《たいじん》の人といへども同じ人間の性を得たる事なれば、人身の機関如何なるものなるといふ事を熟覧せば、養生の後覚《あとおぼえ》是過《これにすぎ》たる事あらじと了簡《りょうけん》を定め、事の様子を伺ひける

と、巨人の体内に迷い込んだことをよいことに人体の探検をはじめる。このあたりの、状況を考えず、好奇心にまかせて飄々と人体探検に出かける安在のいい加減さに、近世後期の庶民の軽快さとバイタリティをみることができはしまいか。

話は、かつて人気を博した『ミクロの決死圏』という映画さながらの描写が続く。そこでは人体

を、

実《まこと》や古人も人身は国の象《かたち》也といひしに違《たが》はず、先人身の内には五臓六腑に膻中を加へ、各《おのおの》掌《つかさど》る職分あり総《すべ》てこれを十二官と称す。又耳目口鼻形の五ツを外形の五官と云、内外合して十七官の内、心を一身の主とするゆへ、心君と号し又天君とも申《もうす》也

と述べられている。身体の構造が君主制における官僚制に比定されているわけである。

さらに体内の病態と治療過程を、「然《しか》るに此《この》大人の心君我儘《わがまま》にして軀内十二官の心腹の臣を疎んじ外官の耳目口鼻の四官のみを寵愛し、……」「かねて用意の兵船を水腫の気に浮かべつゝ水攻の備へをなし、又食物の山手には魚鱗鶴翼《ぎょりんかくよく》の陣を布《し》き……」とあるように、庶民の興味を惹くように政治にたとえたり、軍記物を真似たりしている。

結局、安在が蓬莱山に辿り着き、山主の大乙元君《だいおつげんくん》から養生について垂訓を得、「霊剤」の処方として、「節飲食、遠帷幄、慎起居」、すなわち飲食を節制し、房事を遠ざけ、起居動静を慎むことの三事が書かれた書を授かること、そして、本国に帰りそれを開くと「三種ともに自身の胸中に産す」と書かれているところで終わる。

このように『巨登富貴草』は、主人公安住に、色欲・大酒・過食の実情を見聞きさせ、それぞれの恐ろしさを強調しながら、結局、彼が養生の要諦が節欲・慎身にあることを諭されることを通して、読者に養生が「霊剤」や神仙術によるよりも、日々の節制にあることを伝えようとしたのであ

る。

旅のガイドで養生論を知る

『巨登富貴草』が物語形式をとったのに並行して、紀行文の形式をとる養生論も現れてくる。享和二年（一八〇二）の柳井三碩《やないさんせき》『寐《ね》ぬ夜の夢』である。著者の柳井三碩は江戸藍染《あいぞめ》川畔に住む草医であった。『寐《ね》ぬ夜の夢』の序には、

東海道の紀行にことよせかけるのは、年月のあゆみ生涯に似たればなり、道すがらの古跡のいはれもしらず、名所のあらましも覚えねば、養生の楽しみを名所とも旧跡ともなしていひ侍《はべ》るのみ、あやなくして、唐大和《からやまと》の詞わかれず、雅俗のわかちもあらねば筆に任《まかせ》て唯《ただ》ことのあらましの聞こえなんことをねがふのみ

と書かれている。養生法を東海道の紀行文に託して記述しようとしているわけである。後の章で改めて触れたいが、十九世紀初頭は庶民にとっても漸く旅が手の届く行楽となってきた時期である。そのような時代の片鱗が感じられる著作としてこの『寐ぬ夜の夢』の存在は興味深い。

この書の主人公は仙翁という経歴不詳の人物で、おそらく三碩の創作であろう。話は、三碩とこの仙翁が品川から鈴ヶ森への路上で遇い、以後、東海道をともに紀行するという筋書きである。そこでは、三碩が医術や養生についての見解を述べ、仙翁の意見を問うという形式をとっている。た

とえば、こうである。

三碩　吾云、さてさて忝《かたじけな》き教訓を承り候、かく志し候ても戸ごとに伝へ、人々に説《とき》候とも煩はしき事のみおほくて其益は少なかるべし、既に正徳の年ころ、貝原篤信翁といへる人養生訓を著して今世に流布す、されども其《その》をしへを守る人甚稀《はなはだまれ》也、まゝ又能其言所《よくそのいうところ》を守り、明《あけ》暮《くれ》養ひに拘《こだ》はれる人却《かえり》て多くは多病をまぬかれず、是其説《これそのせつ》の広く行はれざるべし、仙翁いかがおもひ給ふや

仙翁　翁云《いわ》く、養生訓の術に拘はれる人は枉《まげ》て是《これ》をなす枉てなす者は気屈《きくつ》してのびず、多病なるもむべなり、これ道に遊ぶことをしらずして、いたづらに術によって長生せんとおもふなり

三碩は、貝原益軒『養生訓』を引き合いに出し、『養生訓』の教えは煩わしいことばかり多くて益が少なく、守る人も稀である、またそれを守った人がかえって多病であるがゆえにその説が普及しないのはなぜかと問うている。これに対し、仙翁は養生の「術」に拘って無理してこれをしようとするからかえって気が屈折してのびのびとせず多病となる、これは「道」を楽しむことをしないで「術」によってだけ長生きをしようとしているからであると喝破する。この問答は平易な表現ではあるが養生の本質を鋭くついた構成になっている。

　このように、同書は主に仙翁と三硯との会話・問答によって展開していく。けれど、紀行文であ

るから、東海道五十三次の風俗・地理・歴史・名所などを概説している。たとえば、鎌倉の部分では、

> 実《まこと》や此地《このち》は頼朝はじめ覇業をおこせる地にして、山海の壮雄なる他に殊《こと》なり、おしい哉《かな》時政《ときまさ》が奸計《かんけい》にあたり嗣君《しくん》二世倶《とも》に弑逆《しぎゃく》に逢《あい》、遂に国柄《くにがら》をして北条《ほうじょう》にとらしむ

と説明している。『寐ぬ夜の夢』は、「一　此書は貝原翁の養生訓に本《もと》づきてかける也」と記されているように、益軒『養生訓』にならった養生論であったが、同時に歴史地理紀行文としても読むことができるものであった。

『巨登富貴草』や『寐ぬ夜の夢』は、養生論の表現形式としては特殊なものであったが、逆にそれは、庶民にとって近しい文芸作品である「仮名草子」などの草子（双紙）物と似た形で読者の前に提供されたことにより、養生の世界をより身近にすることに少なからぬ役割を果たしていたのである。そして、庶民にとってそれらを読むことは娯楽的色彩の濃い書物を読む「心の楽しみ」の中に養生の本質を知ることができる二重の体験であった。

第三章　欲を節し、身を慎む

人の気は天地万物を生ずる気と同じ

「五臓六腑にしみわたる」「断腸の思い」「腸《はらわた》が煮えくり返る」「肝腎要《かなめ》」「踵《きびす》を返す」など、からだの部位を使った短文や諺は現代でもよく話されたり書かれたりする。もっとも、昨今の青年層は「うなじ」「こめかみ」「おとがい」といっても、「からだ」の部位を指した言葉であることすらわからなくなってしまったようである。

からだについての短文や諺は、古人のからだについての認識の度合をよくあらわしていると言えよう。「目は口ほどに物をいい」「腸《はらわた》が煮えくり返る」など大人なら誰でも一つや二つは思い浮かぶ。だが、日常会話に頻繁にからだの部位が登場するほどに、古人は人間のからだのことをよく知っていたのだろうか。

からだのことを知るとなれば、まず解剖学が思い浮かべられる。西洋では、古代から解剖が行なわれていたようである。開頭術なども行なわれて、頭の中ものぞかれていた。二世紀には、ヒポクラテス医学の継承者ガレノスが、西洋古代医学における解剖学の知識をまとめている。ルネサンス期は、キリスト教の重圧からのがれて、自由な知的雰囲気の中で解剖が実施されていた。「モナ・リザ」の名画で有名なレオナルド・ダヴィンチは、解剖図譜も描いており、それも当時としては驚くべき水準の高さであった。さらに、こんにちの解剖学の基礎となったヴェサリウスの『人体構造論』は、ガレノス以来の解剖学に潜んでいた誤った知識の多くを正したのである。

さて、東洋の方に目を向けてみると、中国では古代の名医華佗《かだ》が「麻沸散《まふっさん》」を用いて外科の手術を行ったとされている。華佗は西暦一〇〇年代初頭の生まれと推定されるがその詳伝は明確ではない。字は元化《げんか》といい、沛国《はい》譙《しょう》の人とされ、養生の術に秀で、また薬物や鍼灸においてもその術技は卓絶していたとされる(山田慶兒『夜鳴く鳥』)。『三国志』や『三国志演義』にその名をとどめ、関羽の矢傷を治療したことで知られるが史実かどうかは疑わしい。ただし、華佗が開腹手術を積極的に施行していたことは史書にとどめられている。おそらく解剖もしばしば試みたことであろう。その最後は曹操《そうそう》の頭痛に際して切開手術をすすめ、曹操の怒りを買い獄死したと伝えられる。

日本では、中世期に梶原性全《かじわらしょうぜん》が著したところの医学全書『頓医鈔《とんいしょう》』の中で、人体内の構造を描いたことが解剖についての記載のはじまりといわれている。『頓医抄』は、乾元元年(一三〇二)

あるいは嘉元元年（一三〇四）に著された全五十巻の大著である。この中にはさまざまな診断論や処方とともに人体の内臓を描いた図（内景図《だいけいず》）が描かれている。これをみると現在の私たちが知っている内臓解剖図とかなり近似した描写がなされている。これだけの内臓解剖図の描写は、解剖の経験なしにはありえない。もっとも性全自身が解剖をしたというのではなく、その参考とした中国医学書の著者たちの試業であろう。

だが、近代的な解剖の試みは、山脇東洋《やまわきとうよう》の『臓志《ぞうし》』（宝暦九年＝一七五九）に記載されたのがはじまりである。杉田玄白《すぎたげんぱく》（伯）、前野良沢《まえのりょうたく》らによる『解体新書』の翻訳の動機になった「腑分《ふわ》け」が小塚原《こづかっぱら》で行なわれたことは、あまりにも有名である。

これまで解剖学の略史をたどってきたが、以上が解剖学の歴史のすべてであったとはどうしても思えない。名もない医師が、好奇心を抑え切れずに遺体を腑分けしたことがなかったなどといいきれるものではあるまい。おそらく、何人も解剖を試み、部分的にせよ人体の中を窺ったことであろう。

だが、人体の構造に沿った方法を採らない限り、そう簡単にしかも正確に解剖などできるものではない。闇雲に人体にメスをいれても肉塊と格闘するだけである。だから、多くは不成功に終わったことであろう。解剖に程度の差はあれ成功した人々は先人の著した解剖書を片手に慎重に「腑分け」を行ったに相違ない。

体内を完全に見ることができないとなると、わからない部分については、わからないままにしておくか、何かの方法で説明をつけておくようになる。そこで、いつも変幻きわまりない自然環境に引き比べて理解するようになる。特に、中国には「天人合一《てんじんごういつ》」論と呼ばれる、ものの理解の仕方があった。人間に関すること（からだのことにとどまらず）を、自然現象と同じ原理で説明できるものとしてとらえる考え方である。

「天人合一」論は儒教や道教の中にも浸透して、日本の思想や文化にきわめて強い影響を与えたのである。少なくとも江戸時代の中頃までの、自然や人間の理解の仕方は「天人合一」論であった。

養生論でも、人体を理解する仕方はこの「天人合一」論であった。関ヶ原の戦いの前年慶長四年（一五九九）に著された曲直瀬玄朔『延寿撮要』ではこの「天人合一」論による人体のとらえ方がよくあらわれている。ちなみに玄朔は、豊臣秀吉などの天下人や諸大名の脈をとったことで有名な曲直瀬道三の養子（実甥）であり、関白豊臣秀次《ひでつぐ》の侍医であったが秀次の処分に連座して常陸に配《はい》流《る》となり後に赦免されて京に在って盛診をきわめた。

> 夫《そ》れ人の一身《いっしん》は天地のごとし、頭のまろきは天にかたどり、足の方《ほう》なるは地にかたどる。眼は日月《じつげつ》、毛髪骨肉は山林土石、呼吸は風、血液は河海《かかい》、四肢は四時《しいじ》、五臓は五行《ごぎょう》、六腑は六律《りくりつ》。かくのごとく皆天地にかたとるゆへに起居動静《ききょどうせい》、天地にしたかふを要とす。日出《いで》て動作し、日

入りて休息すへし。

とある。「呼吸は風、血液は河海」はイメージしやすいが、四肢を「四時（春夏秋冬）」、五臓（心、肝、肺、脾、腎）を「五行（木、火、土、金、水）」に準えるところは観念上の産物であり、即座にはイメージしにくい。

あることがらを理解するために、それと類似の点をもつことがらをみて、その他の本質的な部分でも類似しているだろうと推測して、ものごとを理解することを「アナロジー」というが、日本の医学も、そのもととなった中国の医学も、基本的には自然と人体の「アナロジー」であった。たとえば、「気」は空気であり、「血」は体内を流れる水であった。血管は体内を流れる川であった。川が詰まって水が滞ったような状態として「結滞《けったい》」があり、そこで水が濁ったような状態として「瘀《お》血《けつ》」が考えられたのである。少しでも現象的に共通な点があれば自然界において同種のカテゴリ（範疇）にあると考えて同様の法則をもつとみるのが古代の思考の特徴であったし、西欧近代科学からみれば大きな限界であった。

この「天人合一論」は、古学や古医方といった実証的な学問があらわれることにより、議論と批判の対象になりはしたが、幕末期に蘭学を中心とした西洋科学による自然理解と人体認識が試みられるようになるまで、ほぼ一貫して日本における人体認識の基本概念でありつづけた。貝原益軒『養生訓』には「人の元気は、もと是天地の万物を生ずる気なり」と述べられている。つまり、人間の生のエネルギーと自然界のエネルギーは同様のものだ、と述べたのである。
また、天保八年（一八三七年）に三河豊橋の吉田藩医伊東如雷《いとうじょらい》が著わした『摂養茶話《せつようさわ》』では

> 人間は本来天地の精気《せいき》を受生《うけうま》れたる小天地なれば、常に天の道地の理に法《のっとり》、勤時《つとむるとき》は則《すなわち》天地の道に従ひ……〔人間はもともと天地の精気をうけたところの小さな自然であるから常に天の道理と地の理法にもとづいて生きなければならない〕

と記されている。人のからだを「小天地」ととらえていることは、とりもなおさず「天人合一」論に立っていることのあらわれである。

「五臓六腑」の考え方

養生論は近世中期まで、つまり江戸時代の中頃までは、もっぱら生活の仕方を中心に説かれたが、江戸時代も後半になると、「人体とはなにか」「人の体の仕組みとはどのようなものか」について触れるようになってくる。

近代前の日本における自然理解は、中国の「陰陽五行説」、すなわち、エネルギーの二つのあり方である「陰陽」の二気と万物の構成要素である「五行（木・火・土・金・水）」により自然現象は存在し、作用するとみる考え方に立っていた。「陰陽五行説」は極東文化圏における自然哲学といってもよい。享和元年（一八〇一）に谷了閑《たにりょうかん》という医師によって著された『養生談《ようじょうだん》』には次のよ

うな記述が見られる。
春ハ木ノ旺《おう》スル時也、脾胃《ひい》木ノ尅《こく》ヲウケテ死ノ位也、酸《す》キ物ヲバ用捨《ようしゃ》ノ心有《ある》ベシ
夏ハ火ノ旺スル時也、肺ノ臓大ノ尅ヲ受テ死ノ位也、苦《にが》キ物ハ用捨ノ心有ベシ
肺ハ脾ガ子也、子ヲシテ母ヲ補《おぎなう》ナルベシ
腎ハ肺ガ子也、子ヲマシテ母ヲ補《おぎな》フナルベシ
ここに「旺スル」とは理解しがたい表現であるが「盛んになる」「勢いが増す」といった意味である。「尅ヲウケル」とは「制限を受ける」「他の勢いに負ける」というほどの意味である。例えば「春ハ木ノ旺スル時也、脾胃木ノ尅ヲウケテ死ノ位也」とは、「春は木が盛んになるので脾臓と胃が木の勢いを受けて活力を失う」との意味をもつ。
ここには、こんにちでも使われている内臓の名称がいくつか挙がっている。これが「五臓六腑」説である。「五臓」は、「心」「肝」「肺」「脾」「腎」の五つである。うっかり「膵臓」を「脾臓」の代わりに入れてしまいそうになるが、中国や日本の医学書、少なくとも養生論には膵臓は登場しない。なお、ここでいわれる「脾」は、こんにちの膵臓の機能を果たす臓器と考えられている。「六腑」は、諸説あるのだが、「胃」「小腸」「大腸」「膀胱」「胆嚢」「三焦」を挙げるのが普通である。「三焦」は「六腑」に加えられているが、はっきりとした形がないものとされていた。一説によればリンパ系がこれにあたるという見解もあるが確定できない。

中国・日本の医学では、五臓六腑の存在を単に指摘しただけでなく、それらの働きの相互関係を明らかにしようとした。谷了閑『養生談』の中の記述はそれを述べたものである。

「陰陽五行説」を適用して人体の構造や機能を説明し、その失調を解説し、さらに治療の原則を述べたのが前漢末（前一世紀以降か）に存在したとされている『黄帝内経《こうていだいけい》』と呼ばれる書物である。通常『内経』と呼ばれるこの書は、大きく「素問《そもん》」と「霊枢《れいすう》」に分けられる（ほかに両編を併せたような書として「太素《たいそ》」と呼ばれる編がある）。「素問」は言わば基礎医学で、「霊枢」はその臨床編である。

『内経』に深入りすると、分厚い解説書を何冊読んでも説明しきれないので、このあたりで谷了閑『養生談』の記述にその説くところを代言してもらおう。

陰陽ノツルミニヨリテ物ノ生ズル事有情非情《うじょうひじょう》トモニ道理ハ同ジ、気専《もっぱ》ラナルトキハ病ナシ、独陽不生独陰不成《ひとりようしょうぜずひとりいんならざれ》ハナレトテヒトリト物ノ生ズル事ナシ雑《まじ》リテ不流《ながれざる》ニヨリテ萬《よろず》ノ病ハ生ズ、無病ト云ハ気ノ順ズル名ナリ、病ト云《いう》ハ気ノ不順《じゅんざることば》辞ナリト心得《こころえ》タランハ養性ノ本タルベシ

要約するに、諸事は陰の気と陽の気との関係から成り立つものであり、それは情意のあるもの（生物）であっても情意のないもの（物質）であっても同様である、そして気が盛んになっている時は無病であり、気が不順であるときは疾病に罹っているということなのである。

『養生談』に説かれている「春ハ木ノ旺スル時也、……」とは、気候と自然現象、そしてからだの相関について述べたものである。つまり、「春」「夏」「秋」「冬」の四時に応じて自然現象が変化して、人体に変化が生じるというわけである。春は万物発生の時、夏は天地交流の時、秋は天迫地《てんはくち》爽《そう》（天気迫り、地気爽やか）の時、冬は陽気閉蔵の時である。

『黄帝内経』など、この四時の変化で外界からの影響を受けやすい臓腑があるということになってる。これらの臓腑を、生活に注意することによって保護していくことが、『内経』流の養生の原則である。『内経』の理論をもとにした人体の内部を図7に示すが、多少あやしいところはあるにせよ、臓腑の位置などはほぼ実際と異ならない。

「陰陽五行説」では、五臓六腑も陰陽と五行で説明される。たとえば、五臓は陰で六腑は陽である。また、木は肝、火は心、土は脾、金は肺、水は腎に対応している。さらに肺は大腸と、心は小腸と、脾は胃と、肝は胆嚢と、腎は膀胱とペアの関係にある。仲の良い関係を「肝胆相照らす」などと表現するのは、こんなところから由来しているのである。

養生の原則は欲を節し、身を慎むことにあり

このような身体観や病理観に立った養生論では、病から身を防ぎ長寿を達成するための方法をどのような原理にもとめたのであろうか。曲直瀬玄朔『延寿撮要』にもあったように、人体が小天地

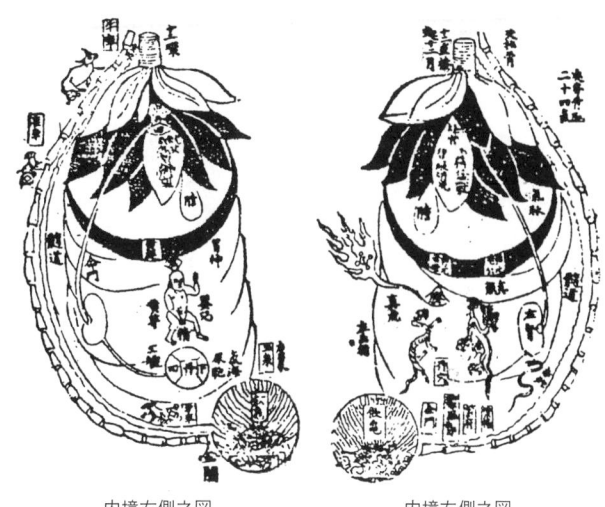

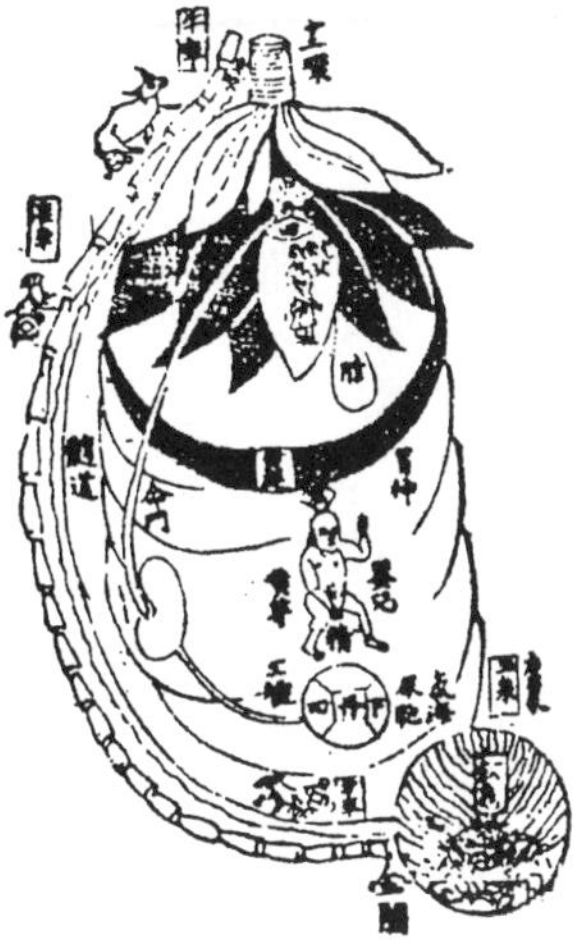

内境右側之図

内境左側之図

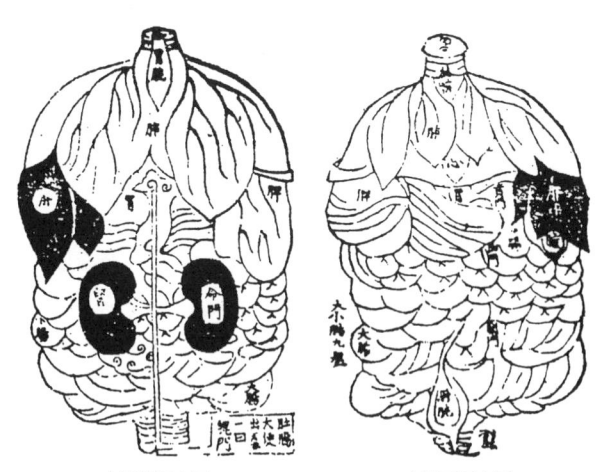

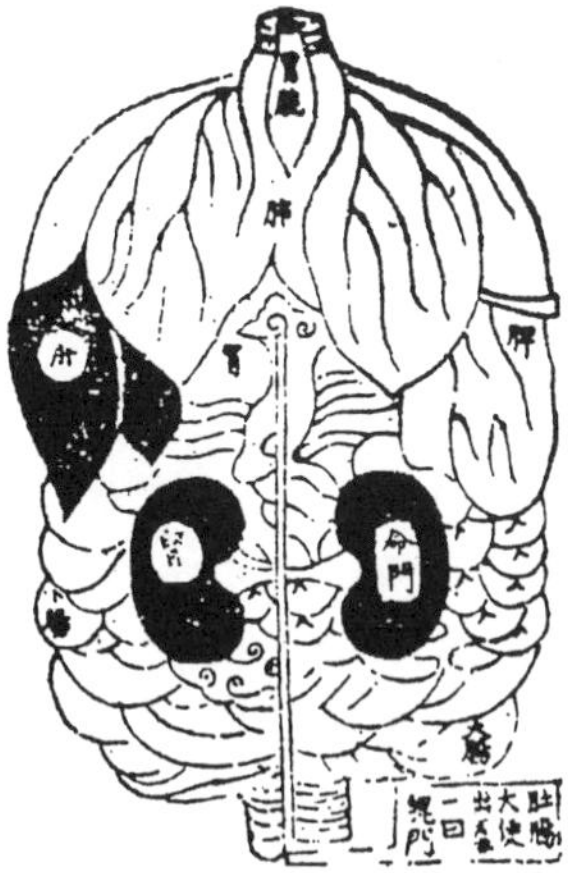

内境背面之図

内境正面之図

図7　『修真十書』「雑著捷径」より「内境（景）図」
（『正統道蔵』より）

であるゆえにその存在のしかたもまた天地自然のあり方と等しくあるべきであるとの考え方は、天人合一論の立場をとる養生論の基本であったといってよい。

そして、その原則はすでに本書の冒頭でも示した貝原益軒の『養生訓』に述べられたように、「節する」ことと「慎む」ことの二点に集約される。

ここで「節する」とは一つには四時において変化する人間のエネルギーである「気」を内に充実させてみだりに外へ放出しないようにすることを意味する。そして、この「気」を五臓六腑とその関連器官からなる十四の経絡《けいらく》に自在に巡らせることが図られた。このために呼吸法である「調息」や運動法である「導引按蹻」が盛んに試みられたのである。

また、いま一つは外部から身体へ取り込むものへの欲求をできるだけ抑制することを意味する。一方、「慎む」とは身体やこころの働かせ方においてみだりに活発であることを避け、できるだけ穏やかにあるいは控えめにすることを意味する。

この欲を節し、行いを慎むことを具体的に実践するためにしばしば養生論において示された規範が「少」という概念であった。「少」とは文字通り何事につけても少なく済ませることがよいとの意である。古代中国の養生論としてしばしば日本の養生論でも参照された陶弘景の『養性延命録』には、

少有経《しょうゆうけい》に曰く、少なく思い、少なく念じ、少なく欲し、少なく事をなし、少なく語り、少な

く笑い、少なく愁い、少なく楽しみ、少なく喜び、少なく怒り、少なく好み、少なく悪《にく》むことを行う、此の十二少は養生の都契《とけい》なり

とある。すなわち、思念や欲求、語ることや行うこと、さらには笑いや愁い、楽しみや喜びまでも少なく済ませることこそが養生の要点であるというのである。この「十二少」は『備急千金要方』など他の養生論にもしばしば引用されたポピュラーな規範である。

また、益軒も養生の要諦として「十二少」を挙げるが、そこでは「食を少くし、飲ものを少くし、五味の偏を少くし、色慾を少くし、言語を少くし、事を少くし、怒りを少くし、憂を少くし、悲を少くし、思を少くし、臥事を少くすべし」と十一の事項について少なくすることを説いている。十二に一つ欠けるし、項目も『養性延命録』といくぶん異なっている。益軒もそのことは承知しており、自らの「十二少」は「今の時宜にかなへり」と主張している。

この他、益軒は「養生四寡《しか》（おもひをすくなくして神を養ひ、慾をすくなくして精を養ひ、飲食をすくなくして胃を養ひ、言をすくなくして気を養ふべし）」や「摂生の七養（内気、精気、血気、臓気、肝気、胃気、心気の七気を養うこと）」「修養五宜《ごぎ》（髪を多く梳《くしけず》ること、手で顔を撫でること、歯を叩打《こうだ》すること、唾液を嚥み下すこと、気を静かに保つこと）」など、『寿親養老書《じゅしんようろうしょ》』『備急千金要方』などの中国養生論の古典から実にわかりやすく養生の要点をまとめている。

からだの知識の近代化と養生の原則の変化

養生論におけるからだの知識は、『黄帝内経』など、古い中国の医学書の理論に則ったものであった。それは、いままで書いてきたことでも明らかなように、とても即座に理解できるような代物ではない。きわめて観念的・抽象的であった。ろくに文字も読めなかった庶民や、仮名のふってある養生書にすら四苦八苦していた町人には、とうてい理解できなかったろう。せいぜいからだの部位の名称を覚えることがやっとだったと思われる。

それゆえ、単語だけを並べた書物も出されるようになる。貞享三年（一六八六）には、『病名彙《びょうめいい》解《かい》』といった病名の解説を主にした書物が出されたりした。

それに、同じ『黄帝内経』に基づきながら、からだの仕組みの説明には、具体的なイメージがわくような工夫がなされたりしている。谷了閑『養生談』でも、

忽《たちまち》ニ雲興《おこ》ルハ人ノ俄《にわか》ニ痰気《たんき》胸ニ聚《あつま》ルガ如シ、雷ノ鳴事《なること》ハ人ノ腹中ニ火動《うごき》テ腸《はらわた》ノ鳴《なる》ガ如シ、

……痰ヲ見ル事雲ノ如ク雲ヲ見ル事痰ノ如シ

と、大分わかりやすい比喩が用いられている。痰は青天にわき出た雲のようなものでありそれが増えることは天候の悪化を意味するのだから、すなわち体調の悪化を知ることができるというわけである。

さらに大きな変化が江戸時代の中期以降に起こってきた。それが「古医方」とよばれる医学派で

ある。古医方の祖は十七世紀後半に活躍した名古屋玄医《なごやげんい》といわれている。玄医は生来多病で四十歳を過ぎたころにはすでに起居不随意になっていたが、心気はいささかも衰えず診療や著述にあたったという。玄医はそれまでの医学が『黄帝内経』を中心とした陰陽五行説にもとづく理論重視のいわゆる典籍医学であったことに飽きたらず、張仲景『傷寒論』や巣元方《そうげんぽう》『諸病源候論《しょびょうげんこうろん》』などの実証重視、経験主義的な医学へと接近した。玄医の志は、後藤艮山《ごとうこんざん》、香川修徳《かがわしゅうとく》（修庵）、山脇東洋《やまわきとうよう》を経て吉益東洞《よしますとうどう》によって大成する。この古医方の成立によって、曲直瀬一族を中心とした『黄帝内経』や李東垣《りとうえん》や朱丹渓《しゅたんけい》の理論による観念的医学派を「後世派」または「後世家」と呼ぶようになった。

古医方はすべからく実証を旨とする。吉益東洞は、

夫《そ》れ理は定準《ていじゅん》なく、疾《しつ》は定証《ていしょう》あり、豈《あ》に定準なきの理を以て、定証あるの疾に臨むべけんや

〔およそ理論には定まった基準がないのに疾病にはそれとわかるはっきりとした症候がある。どうして定まった基準のない理論によってはっきりとした症候を示す疾病に対処することができるであろうか、いやできはしない〕

と断言する。このような人体認識についての実証的な姿勢は、人間には固有の人体の機能に関する摂理、すなわち人間一般に通用する生理と病理に関する考え方が存在するとの確信に導かれていく。

古医方の鮮やかな人体認識が窺える養生論に文政十四年（一八一七）の中神琴渓《なかがみきんけい》『生生堂養生《せいせいどうようじょう》論《ろん》』がある。中神琴渓は晩年の吉益東洞に師事し、古医方を修めていた。

琴渓は、自然界全体を「天地表紙《てんちびょうし》」、つまり天を表表紙とし地を裏表紙とする巨大な書物に喩え、これに「青表紙《あおびょうし》」、すなわち医書（江戸期の医書の多くは青緑か紺色の表紙になっていた）を対立させてとらえる。そして、

虚々実々或《あるい》ハ虚実ヲ詳《つまびらかに》スル抔云《などいい》テ甚《はなは》ダオコガマシケレドモ虚ト実トハ自然ト天質《てんしつ》ニテ医ノ関《かかわ》ル所ニアラズ

と述べ、「虚実」は自然界の現象に対して用いるのであって、医学において論ずるところではないとしている。また、近世を通じて論じられた「脾胃《ひい》論」も、

青表紙ニ脾胃ヲ論ズルコト詳《つまびらか》ニシテ脾胃虚《きょ》シ脾胃損《そん》ズルヨリ起ル病ノ多キコト皆人ノ知ル所ナリ、天地表紙ヲ見ルニ脾胃ハ虚セズ損ゼヌ者ナリ

と脾胃論を遠ざける。

このような徹底した人体認識にもとづいた養生の原則は、「天人合一」論による養生とどのように異なっていたのか。琴渓は次のように述べる。

小男《こおとこ》ハ小男、角觝《すもう》ハ角觝、柳ハ柳、檜ハ檜、大根ハ大根、葱《ねぎ》ハ葱《ねぎ》ナリニ生育スルヨウニスルガ療治ナリ

特定の理論を広く多くの人に当てはめるのではなく、その人その物に応じて最適の治療を選択することが本当の治療に他ならないとしている。また、こうもいう。

故ニ吾門ニテハ規則ヲ病人ニ取テ方《ほう》ヲ胸中ヨリ出シ機ニ臨《のぞん》デ変ニ応ジテ活用スルコトヲ第一思慮スルナリ

すなわち、病人に即してその都度臨機に処方することが琴渓らの主義であるとしている。ここに示された姿勢は、個人の状態に合わせて、病む人の状態に応じた治療や養生をすすめていくあり方である。観念的な理論にしたがって決定される原則を墨守するのではなく、個々の人間の実際に応じた養生の原則が考えられるようになっていたといえる。

西洋との出会い―経験から科学へ―

養生論も江戸時代後期になってくると、近代的な解剖学や生理学の知識を参考にするようになる。『解体新書』で有名な杉田玄白は、谷了閑『養生談』と同年に『養生七不可《ようじょうしちふか》』という養生論を著している。彼の養生論は、どちらかといえば伝統的な枠組みを出ないのであるが、さすがに解剖学についての知識はさりげなく披露されている。

血液は飲食化して成り、一身を周流《しゅうりゅう》し昼夜《ちゅうや》に止《とどま》らざる事、河水《かすい》の止まらざるが如し、此内より阿蘭陀《おらんだ》にてセイニューホクト、と名づくる物を製し出す、漢人の気と名づくるもの是なり、……此二物の妙用によって生涯を保つ事衆人《しゅうじん》異事なし然れども日々に生し日々に増《ます》のみにては害ある事故《ことゆえ》、天より主《つかさど》る物を備へ、内には臓腑在《あり》て是を分利《ぶんり》し、其色を変化し、外には九《きゅう》穴《けつ》をまうけて其物を泄《もら》す上より出るものは、痰唾《たんよだれ》涙《なみだ》の類《たぐい》、下より出る物は小便其糟粕《そのそうはく》は大便となして棄去《すてさ》り、其精の気となる物は鼻口より泄《もら》す、其他は一身腠理《そうり》より霧の如《ごとく》に泄《も》れ去る

血液は飲食物から変化し全身を循環する、その中から気とよばれる物質をつくりだす。この玄白の説明を、近代的な解剖学の認識を示したものとみるか、まだまだ漢方医学の身体の見方を引きずっているものとみるかは自由であるが、細かい点に目をつぶれば、人体の機能を総合的に説明しているものであろう。なお、ここでいっている「セイニューホクト」なるものを、玄白は『解体新書』で「神経汁」と訳したと述べている。

やや幕末に近くなるが、水野《みずの》澤齋《たくさい》が著した『養生弁《ようじょうべん》』後篇では、「頭之弁」「目之弁」「耳之弁」「口之弁」「胸之弁」「腹之弁」「腰之弁」「足之弁」など、人体の仕組みについてきちんと項目が立てられている。「目」の説明についてみてみよう。

目の見える訳を考ふるに、眼珠《がんしゅ》の表膜《ひょうまく》を玲瓏膜《れいろうまく》と云、至《いたり》て透通《すきとお》りて光る膜なり、其次に水様液あり、其次に硝子《しょうし》液あり、此水様水晶硝子の三液は、色白くして透明也《なり》、其底《そのそこ》に脈様膜《みゃくようまく》とて、暗黒《くらくろ》き膜あり、彼の透明三液の光を此暗黒き膜に受て、万物の黒白大小善悪邪正尽《ことごと》くよく写すなり

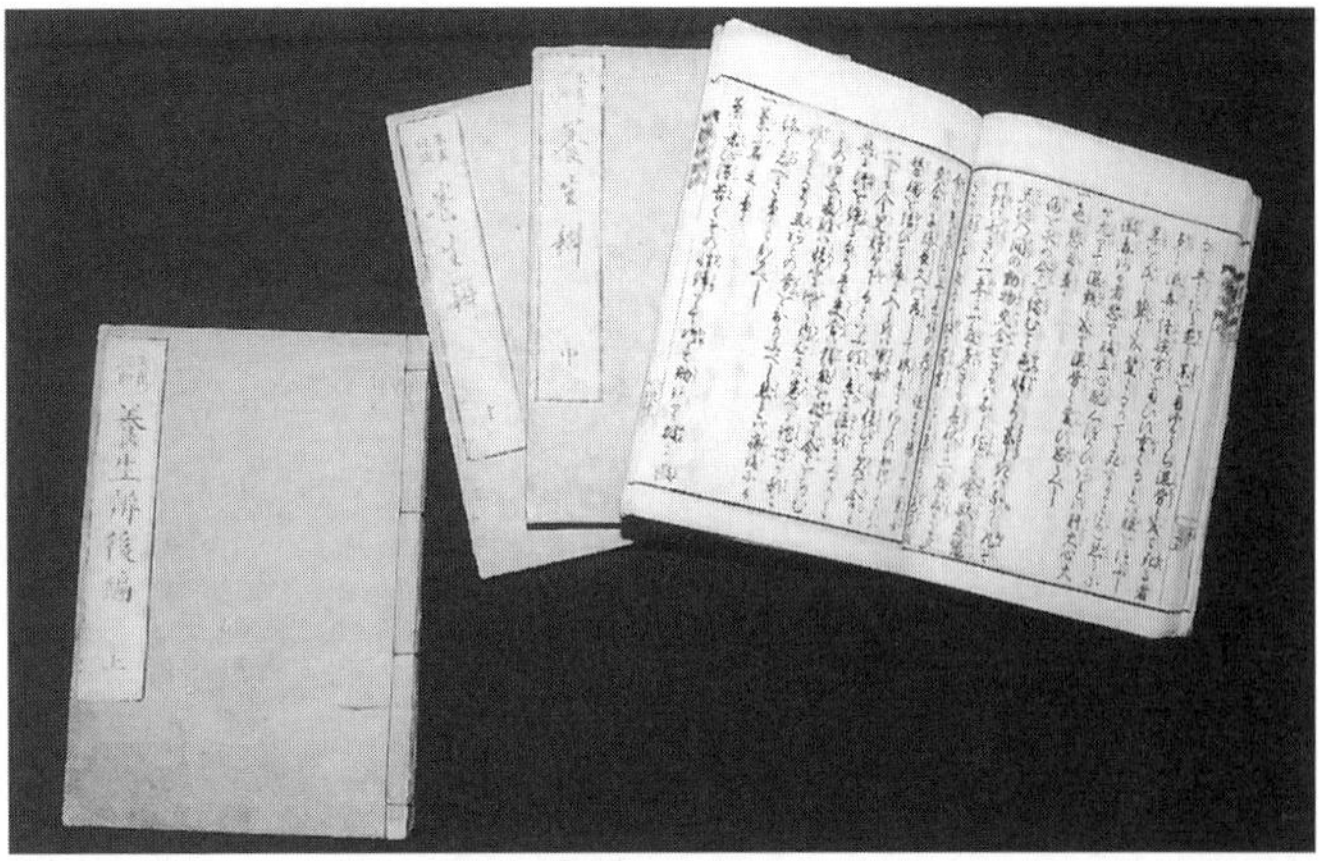

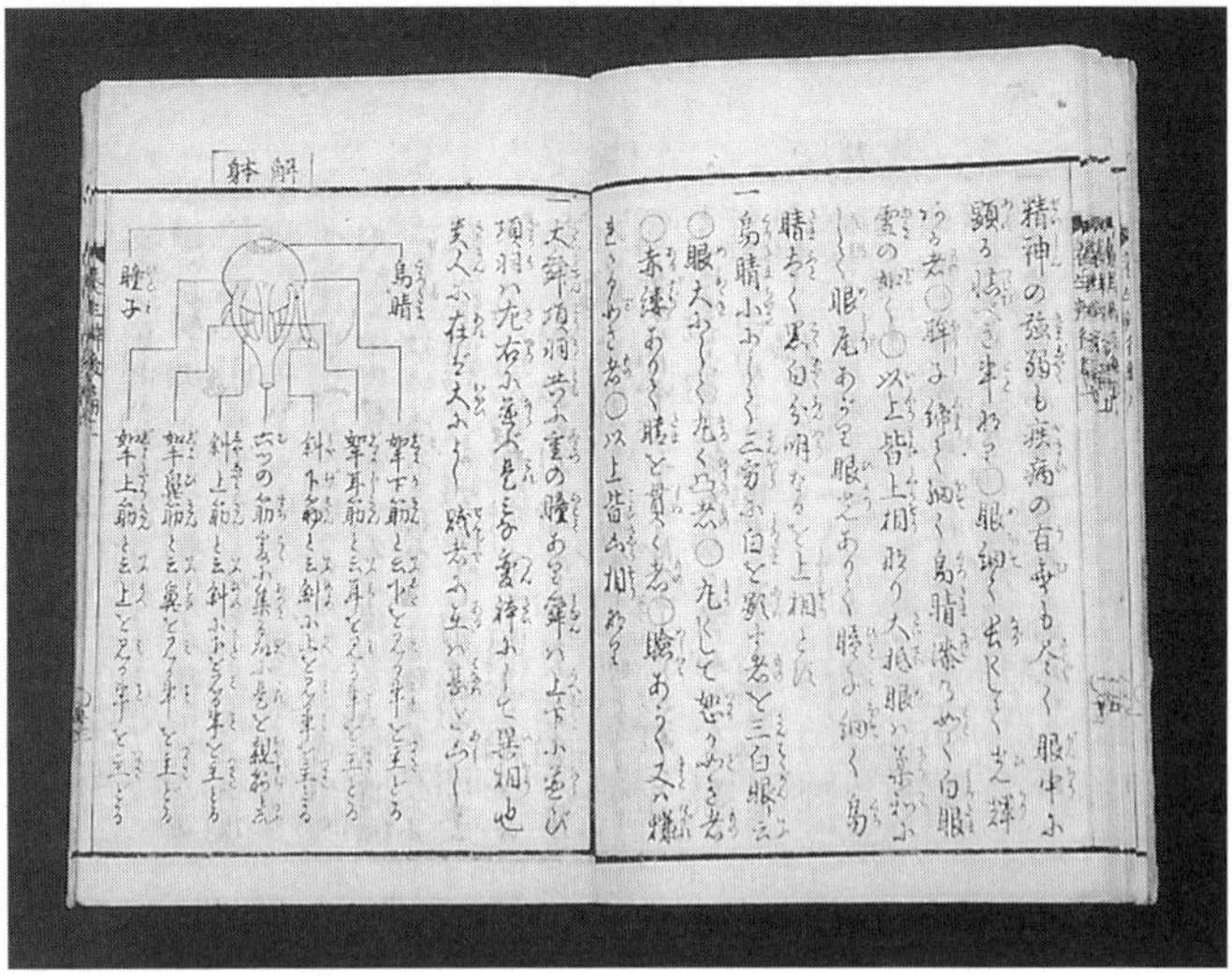

図8　水野澤齋『養生弁』と「眼」の図（下）

ここには「水晶体」「硝子体」などこんにちの医学用語につながる語が登場している。現在使われている日本の医学用語の基をつくったのは、文化二年（一八〇五）に宇田川玄真《うだがわげんしん》によって著された『医範提綱《いはんていこう》』であると言われている。だからこれ以降に著されたものには、多かれ少なかれ『解体新書』や『医範提綱』が参照されている。

最後にきわめつけを紹介しよう。刊年不明だが、幕末に近い著作と思われる陸舟菴の『養生訓』の中の一節である。陸舟菴《りくしゅうあん》は本名を石川桜所《いしかわおうしょ》といい、幕府医学所の医師を務め、維新後は陸軍軍医となった人物である。

一、血は全身の体質を補給する者なり、其出納《そのすいとう》の府は心臓なり、胸脇の中央に在り其形上豊大にして下狭小左右両房に分る、頂上より四條の大脈管を生ず、左房より出る者一は大動脈管、一は肺静脈也、右房より出る者一は大静脈管、一は肺動脈管也… 左房の血大動脈管より出て次第に分流して全身に瀰漫《びまん》し各部の形質に随而物質を分泌して其部を補給し、又体中無用の物質を分離して体外に排洩《はいろう》す、已《すで》に其用を経し老廃の血は転して静脈の末梢に入る

これが、果たして明治前の著作かどうか疑問がないではないが、解剖学の初歩の教科書として充分通用する。養生論でこれほど詳しい人体の説明が必要かどうか難しいところではあるが、ここまでの認識を得るまでに払った日本の江戸時代の医学者たちの努力には、深く敬服せねばなるまい。

第四章　粗食のすすめ、美食のすすめ

「養」の字の意味

「養生」の「養」という字を漢和辞典で引いてみよう。いわゆる「部首索引」を使う場合には「食」の部首で引く。すると「養」は「食事をすすめる」という意味をもっていることがわかる。そこから「やしなう」との意味が生じてきた。

貝原益軒の『養生訓』では、「飲食」についての記載に全体の約四分の一を割いた。養生論でも「飲食」は最大の関心事であった。益軒に限らず、養生論では一般に飲食についてはもっとも言葉が費やされている。現在の健康管理論でも、健康を維持する原則を栄養・運動・休養に求めている。今も昔も口から入ってくる食物によって健康が左右されることには、充分に思いをおよぼしている。

こんにちの栄養学では「バランスのとれた食事」を心がけることがいわれている。肥満や高血圧、動脈硬化が成人病の引き金となることが叫ばれ、実際に糖尿病や痛風が増えてきている現代では、「栄養のとり過ぎ」が問題になっているが、栄養が人間のからだをつくり、活力を生み出すことは疑いのない事実としてうけとめられている。

ところが、養生論の世界では、栄養をふんだんに摂ることが必ずしも認められてはいなかった。益軒の『養生訓』の「飲食・上」では、

人の身は元気を天地にうけて生ずれ共《ども》、飲食の養《やしない》なければ、元気うゑて命をたもちがたし。元気は生命の本《もと》也。飲食は生命の養也。此故《このゆえ》に、飲食の養は人生日用専一《じんせいにちようせんいつ》の補《おぎない》にて、半日もかきかたし

と記されている。つまり、「飲食は元気のもと、生命の源であるからであるから半日とて欠くことはできない日常の一大事である」という。だが、そのすぐあとで、

然《しか》れ共《ども》、飲食は人の大慾にして、口腹《こうふく》の好む処也《ところなり》。其《その》このめるにまかせ、ほしいままにすれば、節に過《すぎ》て必《かならず》脾胃《ひい》をやぶり、諸病を生じ、命を失なふ

と述べられている。「食は人間の大欲であるから口や腹がそれを欲している、自らの好みにまかせて食べたいだけ食べれば度を越して病を得て命を失う」と飲食の重要性は充分に認識されているのに、好き勝手に飲み喰いすることは厳に戒められている。

では、益軒が主張する飲食の仕方とはどんなものであったのだろうか。益軒は次のように説いている。ここは少し長いが、あえて彼の説くところをみよう。

> 飲食は飢渇《きかつ》をやめんためなれば、飢渇だにやみなば其上にむさぼらず、ほしゐままにすべからず、飲食の欲を恣《ほしいまま》にする人は義理をわする。是を口腹の人と云《いう》、いやしむべし。食過《すぎ》たるとて、薬を用ひて消化すれば、胃気、薬力《やくりき》のつよきにうたれて、生発の和気をそこなふ。をしむべし。食飲する時、思案し、こらへて節にすべし。心に好み、口に快き物にあはば、先《まず》心に戒めて、節に過《すぎ》ん事をおそれて、恣にすべからず。心のちからを用ひざれば、欲にかちがたし

まず、飲食は「飢渇をやめる」、つまり飢えや渇きを凌ぐためにするものであるといっている。「飲食は生命の養也」といった割には、食欲に基づく飲食にはドライな目を向けている。その食欲を抑えて節度を厳しく守るのが、益軒の「食養生」であったのである。

食べ過ぎ、飲み過ぎを戒めるのは、今も昔も変わらずに結構なことだとは思う。だが、人間の活動力を生み出す食欲を抑えることまで説いた益軒の食養生はいかにも辛いものである。

食物の腑「脾胃」

さて、養生法の中でも飲食についての養生がきわめて大切であったことのあらわれとして、飲食や食事の方法に限定して書かれる養生論が登場してくる。文化十二年（一八一五）に小説家高井蘭《たかいらん》

山《ざん》（伴寛《ともひろ》）によって著わされた『食事戒《しょくじかい》』や、天保七年（一八三六）に高松芳孫《たかまつほうそん》によって著わされた『軽食微言《けいしょくびげん》』などがそれである。『食事戒』は、江戸時代の食事についての基本的な考え方を示していると思われるので、少し引いてみよう。

　食は人の生命を保つの元なれば、平常の慎《つつしみ》第一なり、むかしは毎日の食に定《さだま》れる数なく、（中略）然《しか》るにいつの比《ころ》よりか、毎日三度づつ食すること、貴賤男女の通例とはなれり、しかれば三度の食、大率《おおよそ》の量を定め、腹に足《たる》を期として、必ず飽満すべからず、食過《すぎ》る時は起居懶惰《らんだ》になり、身を動《うごか》さざれば、食いよいよ消化《こなれ》ず、病をなすの始なり、大食宿食《たいしょくしゅくしょく》は云《いう》も更なり

だいたいは益軒の『養生訓』と同様なのであるが、いつの頃からか、一日の食事が三度になったというのが興味深い。われわれが何気なく「三度三度の食事をきちんと」などと言っていることは、いかにも古くからの風習のように思っているが、実は三度食が日本で定着したのは江戸時代に入ってからであるとされている。

　蘭山が言うように「毎日の食に定まれる数なく」ということはなかったであろうが、だいたい京都を中心とした伝統的文化圏では、二度食（朝夕）が一般的であった。朝は午前八時、夕は何と午後二時頃であったらしい。

　ところが、戦国時代を経て、十六世紀後半のいわゆる織豊時代になると、信長・秀吉の郷土である東海地方の文化が京風文化の中にもち込まれる。濃尾平野を抱え、温暖な気候の東海地方は農業

が盛んで、食物も豊富であったと思われる。おそらく三度食は農耕人の労働を支えるための食習慣であり、信長・秀吉の家臣団も三度食の習慣をもち、それを京阪地区にもち込んだのだろう。

だが、すべての階層が三度食を常とするようになったのはずっとあとで、地域差や貧富の差を考えると、江戸時代の初期であろうと思われる。もっともそれはあくまでも一般的な慣習で、農民、職人、下級武士らは、三度の食事のほかにも「間炊《かんすい》」と呼ばれる間食をとっていたようである。うどんやそうめん、もちなどがその中身であったらしい（渡辺実『日本食生活史』）。

養生論に話を戻したい。養生論の多くは三度食が習慣化してからのものであるから、食べ過ぎ、飲み過ぎが問題にされるのも理解できなくはない。『解体新書』の杉田玄白が著わした『養生七不可』でも、「飲食の二つは其品を賞し、其味を楽しむ為にあらず、唯是を以て一身を養ふ為に飲み食ふものなり」と書かれている。蘭方医学の大家であった杉田玄白でさえ、飲食の楽しさにまで思い至らなかったようである。

養生論における飲食論としてしばしば登場してくるのは「脾胃之論」である。「脾胃之論」とは、十四世紀頃の中国の医家である李東垣《りとうえん》（李杲《りこう》）によって説かれた生理・病理説である。

李東垣は、病理は内傷（体内の不調）と外邪（外部環境の変化）という二つの状態によって起こると考えた。けれども、外邪が入ってくるのも内気が衰えるからで、この内気を充実させることが疾病の予防や治療の基本であると考えられた。李東垣はこの内なる気を養う臓腑は「脾」と「胃」であると考えたのである。「脾」は脾臓のことで、現代医学では抗体を作ったり、リンパ球を作ったり、血液を貯蔵する臓器と考えられているが、すでに第三章でも触れたように、漢方医学では「胃」と並んで食物を消化する器官として考えられていた。現代医学では膵臓の機能がこれにあたると考えられる。

養生論でもこの「脾胃之論」を多く引いている。たとえば享和元年（一八〇一）の谷了閑『養生談』では、「脾胃ハ水穀ノ海ニシテ食ノ腑ナレドモ少食ハヨク五臓ヲ養フ、大食スレバ溢《あふ》レテ必《かならず》瀉《しゃ》下《げ》ス」と記されている。ここでも大食はご法度である。文化九年（一八一二）の本《もと》井《い》子承《ししょう》『長命衛生論』でも、

五臓のうち、脾胃が生の元也、一切の食脾胃へ受《うけ》て消化、其精液を頭頂《とうちょう》手《て》足《あし》までも運《はこん》て、元気と成《なる》、脾胃は食おゝければ傷《やぶれ》て消化悪《あしく》、運《うん》化《げ》滞《とどこおり》、元気とはならず、元気は食によるべし、故に脾胃を大事にするが肝心也

と書かれている。

だが、「脾胃を養ふ」といっても、どんな物を食べればいいのだろうか。本井子承はこんなことを言っている。

脾胃は温燥《おんそう》を好《このむ》とて、あたたか成《な》るもの、かわきたる物、宜《よろし》とはいへども、ほしかためたる物、炒《いため》たる物の類《たぐい》おおく食する事よろしからず、是脾胃に入《いり》てほとびふゑるゆへ也

脾胃は湿をにくむとて肉食たへず喰《くう》は、脾胃の為には悪《あ》し
脾胃は暖かい物、乾燥した物を好む臓器であるから、干して堅いもの、炒めたもの、あるいは肉食などはよろしくないとされていた。

では、具体的な食事の仕方はどのように考えられていたか。

まず、益軒の『養生訓』の中からそのあらましを探ってみよう。食物の種類や味付けについては次のようにいう。

凡《すべ》（て）の食、淡薄《たんぱく》なる物を好むべし。肥濃《ひのう》・油膩《ゆに》の物多く食ふべからず、生冷《せいれい》・堅硬《けんこう》なる物を禁ずべし。（中略）又、肉多くくらふべからず。生肉をつづけて食ふべからず

すなわち、味は総じて薄味にし、濃い味付けや油で揚げたり煮たりしたものは多く食べてはならない、肉食は控え、特に生肉は続けて食べてはならないとする。なお、ここでいう「肉」とはこんにち私たちが指す「獣肉」のみにとどまらず、鳥肉や魚肉も含んでいた。

さらに、食の量についてはさきにもみたように「飲食は飢渇をやめんためなれば、飢渇だにやみなば其上にむさぼらず」といい、飢え渇きさえおさめればそれでよしとし、少な目に食することを諭すが、益軒は「欲多きは人のむまれ付き（生まれつき）なればひかへ過すと思ふがよきほどなるべし」と欲深いのは人の生まれつきで、ひかえ過ぎたと思うほどでよいという。俗に腹八分目というが、おそらく益軒の可とするところを忖度すれば、腹六分目ほどではあるまいか。

食品の選び方

では、暖かい物や冷たい物、乾いた物や湿った物はどこで区別したのだろうか。それを教えたのが「食品目録」である。元禄時代に編纂された人見必大《ひとみひつだい》『本朝食鑑《ほんちょうしょくかん》』は、いわば日本人の食物に関する百料全書であり、食品の起源や名称の由来、料理法、人体への効能などが説明されている。

『本朝食鑑』ほどではないが、養生論の中にも食品目録が載っていることがあった。文化九年(一八一二年)に浅井南皐《あざいなんこう》(別名和気惟亨《わけこれたか》)が著わした『養生録《ようじょうろく》』の巻之下は、「飲食篇」と題されて、飲食に関する事項にだけ触れているのだが、その大半は食品目録になっている。全体は四篇に分かれ、それぞれ「禁好物篇《きんこうぶつ》」「禁物篇《きんぶつ》」「相反篇《そうはん》」「餌食篇《じしょく》」と名づけられている。

どんなふうに書かれていたかというと、

一麺類　血熱《けつねつ》の病《やまい》脾胃の病には禁ずべし冷麺《れいめん》は猶更《なおさら》なりうどんは少々くるしからず

一酢　常躰《じょうたい》の病人には無用薬食《やくしょく》には用ゆる症有《あり》

といった具合で、各々の食品の用途や禁忌について細かく説明している。

『養生録』相反篇は、いわゆる「同食《どうしょく》」の禁である。同食を言うようになったのはいつのころからか定かではないが、陰陽五行説による食物の相性がその根拠になっていたのだろう。一、二紹介しておこう。

一　蕎麦《そば》と猪《いのしし》肉羊《ひつじ》肉と同じく熱食《ねっしょく》すれば熱をやみ眉髪《びはつ》脱落す

一　索麺《そうめん》と枇杷《びわ》と同じく食すれは黄疸《おうだん》をやむ
一　銀杏《ぎんなん》うなぎと同食をいむ

などなどである。また、本井子承『長命衛生論』上之巻の「喰合用心の事」にも六十四の同食禁が記されている。おもしろい取り合わせを二、三あげてみよう。

「あさつきに鯖《さば》をいむ」「からしに鶏と鮒《ふな》をいむ」「さとうに鮒竹のこをいむ」「にんにくにさばのすしをいむ」

さらに、「白蛇《しろへび》に菜類《さいるい》同食すべからず」「和俗の言蕨《わらび》を餅にして緑豆を餡《あん》にして喰《くわ》ば人を殺す」「鱇《こう》魚《ぎょ》を綿の実の火にて焼て喰《くわ》ば人を殺す」に至っては、いったいどんな根拠があるのか古人に聞いてみたい。鯖の塩焼きに浅葱《あさつき》を添えるのは乙だし、わらび餅に緑餡は涼しげでよい。白蛇にいたってはとても常食とはいえまい。益軒の『養生訓』では「豚肉に生姜《しょうが》」をあげているが、「豚肉のショウガ焼」はお昼の定食の王様である。明日からのお昼はどうすればいいのだろうか。

同食禁は、陰陽五行説による相剋関係にあるものを忌むところから由来する。実際に食して消化器の不良が起こったことがないとはいえないだろうが、それにしても実証性に乏しい。同食禁の真意は別にあるとみるべきである。ともすれば、過食、貪食になりやすい食欲を抑え、こんにちからみれば決して豊かとはいえない食糧を効率よく食べていく知恵のあらわれではなかったろうか。

では、当時の庶民は何を食べていたのか。最近、食文化史の研究が急速に進み、近代前の庶民の食の実態が次第に明確になってきた。それらの研究が示す中で興味深い資料が「おかず番付」である。江戸期を通じて数種のおかず番付が出されているようで、石川尚子が詳細な分析を行っている(石川寛子編『論集・江戸の食』)。その中の『日用倹約料理仕方角力番附《にちようけんやくりょうりしかたすもうばんづけ》』は、倹約という生活目標に即して、日頃のおかずをどのように料理すればよいかを「精進方《しょうじんがた》(菜類)」と「魚類方《ぎょるい》」を東西にみたて、「雑」すなわち季節を問わないものと春夏秋冬の旬ごとの番付を行っている。精進方の大関は「八杯《はちはい》どうふ」、魚類方の大関は「めざしいわし」となっている。行司には沢庵漬、ぬかみそ漬、梅干しなどが挙がり、世話役には田麩《でんぶ》など一般的な副菜が挙がっており、庶民の食生活の内容がよく示されている。これをみると高価ではないが実に多様な食材が、生で食す、焼く、蒸す、煮る、揚げる、炒る、茹《ゆ》でる、漬ける、和《あ》える、汁にするなどさまざまな方法で調理されていたことがわかる。また、魚介類の調理には野菜を合わせて煮ることや酢で締める調理法を多用するなど、バランスや食品の安全の点からみても理にかなった方法がとられている。少なくとも十九世紀に入ってからの都市庶民の食生活は贅沢ではなかったが決して貧弱ではなかったことがわかる。

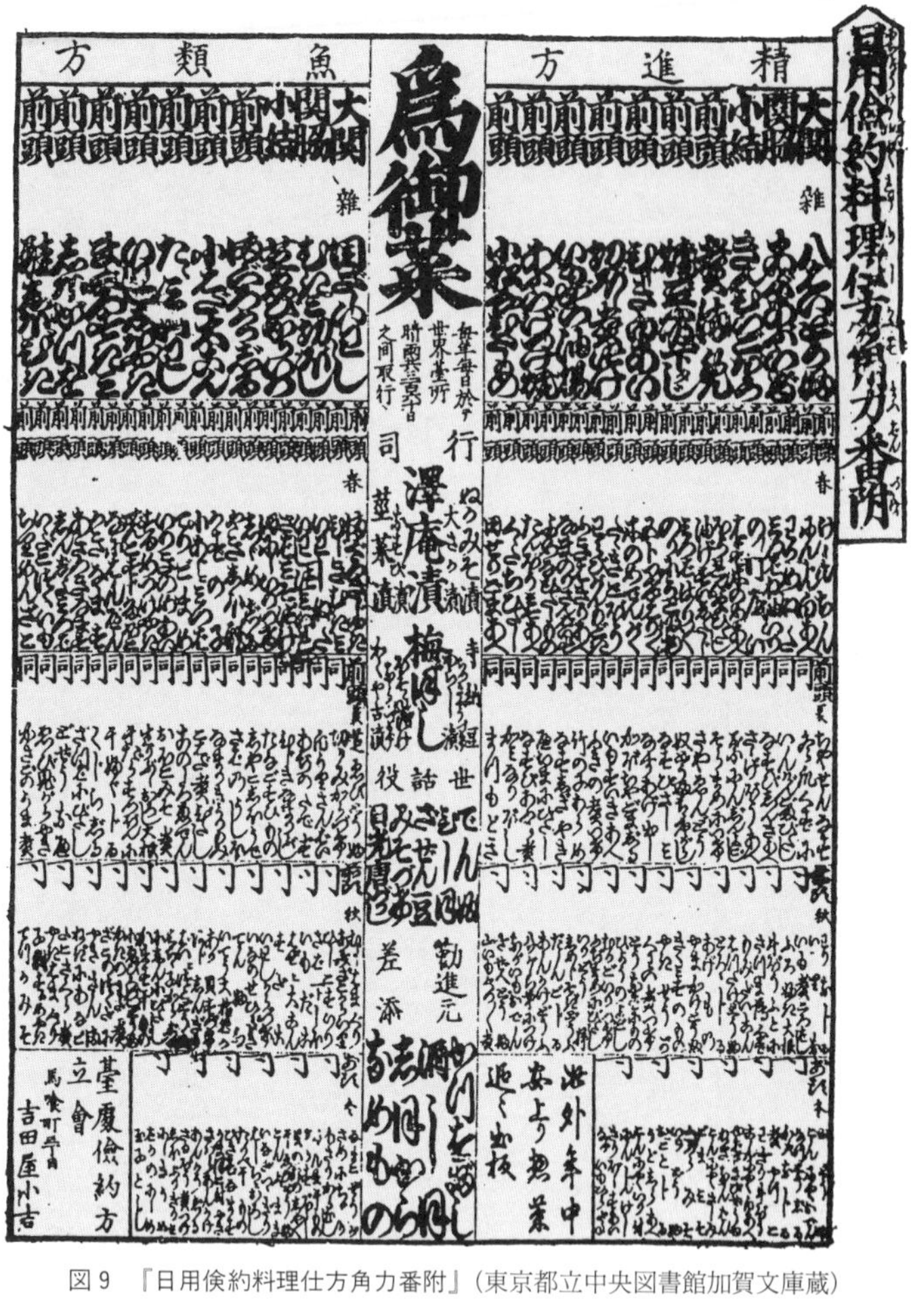
日用倹約料理仕方角力番附
精進方
魚類方
大関
関脇
小結
前頭
行司
司
勧進元
差添

図 9　『日用倹約料理仕方角力番附』（東京都立中央図書館加賀文庫蔵）

それでも食べたい「うまいもの」

庶民の食卓が「倹約」を旨とするとはいえ、江戸は世界一の大都市であった。近世も後期になると、日本橋を中心にしてさまざまな料理屋や飲食店が立ち並ぶようになり、味を競うようになった。いかに養生論で美食を戒め、過食を禁じても、都市の庶民の食欲を押しとどめることはできなかった。

江戸ッ子にとっての「うまいもの」は何か。「江戸ッ子」を自称される方々からは諸説出て、紛糾してしまいそうだが、穏便な線で鮨、鰻、蕎麦に限って少し書いてみよう。

鮨は「鮓《すし》」と書くのが原義に近い。製法は古く奈良時代からあり、本来は動物の生肉を塩と合わせて、それを飯の間にはさみ数日置く。すると飯が発酵して酸味を生じる。その時、飯は捨て、肉だけを食べる。これを「古鮓《こずし》」という。

近世に入ると上方で箱鮨、押鮨があらわれる。江戸に鮨屋があらわれるのは十七世紀末であるといわれている。だが、現在われわれが目にしている「江戸前鮨」は文政年間に入ってから登場する。それまでは江戸の鮨も押鮨であった。江戸前の握り鮨をはじめたのは、本所元町の鮨屋与兵衛とされている。魚と飯の間にわさびを挟む握り鮨の出現は、一種の鮨革命であったようである。

次に鰻であるが、これも早くから食用とされていた。専門店の発祥はやはり上方である。鰻が大衆化するのは、何と言っても「蒲焼」という調理法の開発による。「蒲焼」は、「香疾《かばやき》」とも「樺《かば》

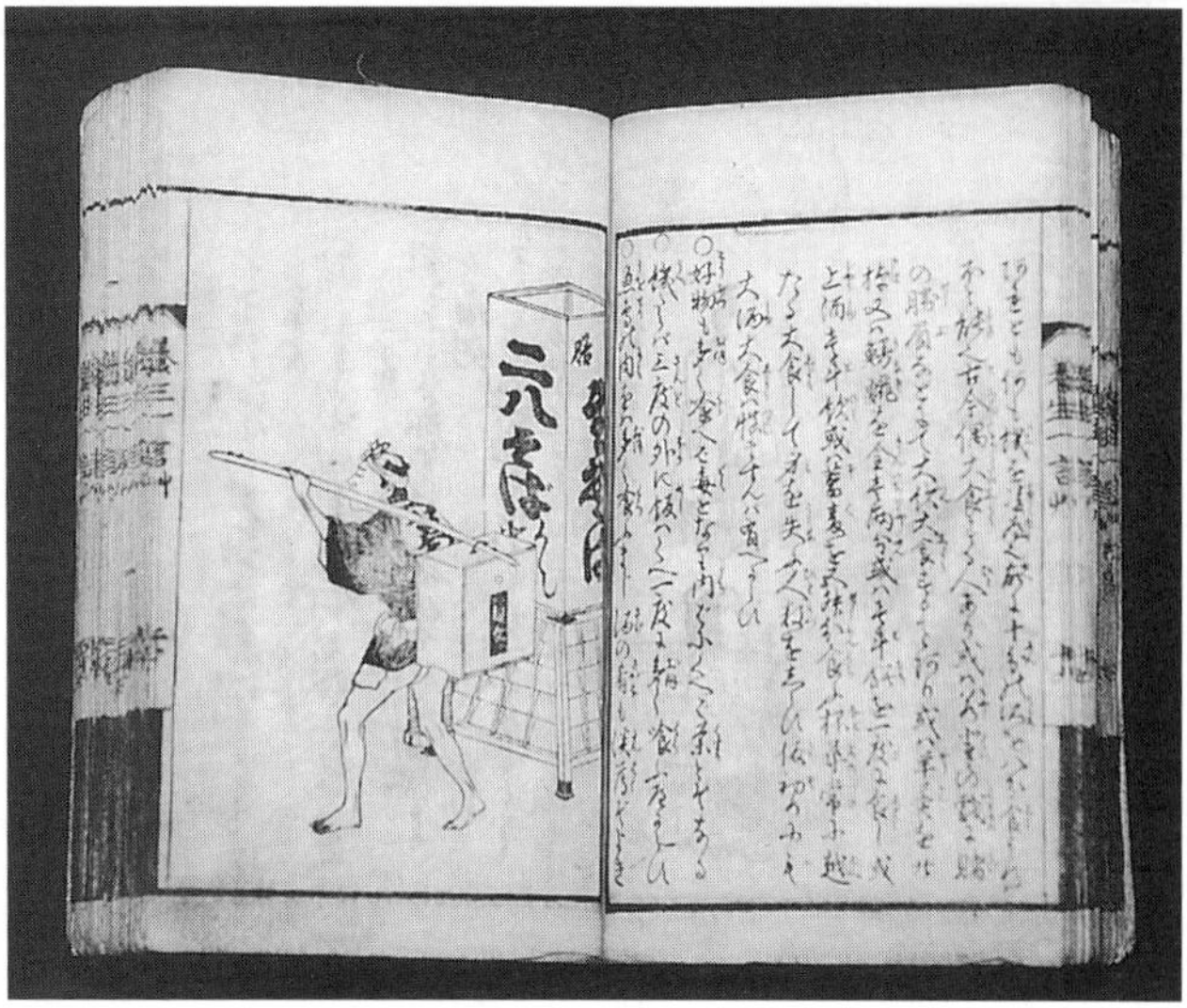

図10　八隅景山『養生一言草』より「そば売り」の図

焼《やき》」とも書いた。香ばしい香りがするので香疾といわれ、樺の木皮に色が似ていたので樺焼といわれたというわけである。いずれにせよ、例のたれをつけ焼きした姿から名づけられたことは確かである。江戸に鰻の専門店ができたのは比較的遅く、天明の頃とされる。なお、鰻と梅干の喰い合わせの悪さはよく言われるが、益軒『養生訓』や本井子承『長命衛生論』、浅井南皐『養生録』いずれの書も、鰻と喰い合わせの悪いものは銀杏とされている。

　蕎麦は太古から食用とされていたらしい。もとは実を炊くか蒸すかして食べた。いわゆる「そば掻き」の方が調理方法としては古かったようである。現在も食べている「そば切り」は江戸時代に入ってからである。まずは屋台を荷なって売り歩く「荷売」として拡がったが、火事の多い江戸で火をもって外で商売をすることはご法度となり、蕎麦屋が開かれるようになった。享保の頃のことである。江戸の蕎麦屋は信濃を本場とした「信州そば」で、大きく「藪そば」と「砂場そば」に分けられた。

ゆらぐ「節食」論

このように市中にさまざまな料理屋や飲食店があらわれて、食文化が豊かになりはじめた文化・文政期ごろになると、養生論でも節食だけを説いてもいられなくなった。安永二年（一七七三）初版、文政元年（一八一八）再版の小川顕道《おがわけんどう》『養生囊《ようじょうぶくろ》』には、

> 毒断《どくだち》の事医者よくいふ所なれど、さのみかれは是はと、心をくるしめ穿盤《せんさく》することにはあらず、常に腸胃《ちょうい》に熟習《じゅくしゅう》せしものは物は有毒の物もあたらず、俗にも好物にたゝりなしといへり、……庸医《ようい》は病家を欺き知らざるをしるとし、脾胃のすき好むものは補ひたすけになることをしらず

とある。毒を断てと医者はいうがさほど気にすることはない、好物はたたりになるどころか消化の助けとなると言い切る。もちろん、ここでいう「毒」とはこんにち私たちが思うところの毒物ではなく、陰陽五行説でいうところの性の合わない物や経験的にいわれてきた「柿は痰の毒」という類のことを指す。

天保十三年（一八四二）の水野澤齋《みずのたくさい》『養生弁《ようじょうべん》』でも「又古《いにしえ》より人の用ひ来りし食物毒となるものの一物もなし、……尤《もっとも》空腹《くうふく》なれば何程《なにほど》でも喰ふべし」「一緒の食物口に美食とおもふ品はその人の腹に応じたる食物にして毒なし、諺《ことわざ》にも好物に祟《たたり》なしと云これ也」と、『養生嚢』と同様の考え方をしている。

文化十二年（一八一五）の近藤隆昌《こんどうたかまさ》『摂生談《せっせいだん》』では、

一　脾胃ヲ調養スルノ法ハ兎角滋味《とかくじみ》ヲマジヘテ美味《びみ》ヲ食スベシ、必ズ淡味《たんみ》ノ物ヲ多ク食スベカラズ還《かえっ》テ脾胃ヲ損ス

とまでいいきっている。「栄養があってうまいものを食べよ」と言っているわけである。もっとも、隆昌も「一　田夫野人《でんぷやじん》ノ類形体《たぐいけいたい》ヲ労シ、心肝ヲ労セザル人ハ、美味ヲ食スベカラズ、淡味ノ物ヲ食スベシ」とか「凡《およそ》飲食ハ過食スルヲ禁ズ」などと順当なこともいう。それでも、

老若男女ノ病発《おこ》ルコトアル時ハ、庸医、養生ノ法ヲ知ラズ、ミダリニ毒養生〃〃ト云テ、美味ヲ遠ザケ麁食《そしょく》淡味ノミヲ、食セシムルヲ以テ好トス、……毒養生トハ毒物ヲ禁ズルノ言也、豈是《あにこれ》麁食淡味ヲ食スルヲ以テ、毒養生ト云《いわ》ンヤ

と「毒養生」と称して徒に粗食や薄味を強要することには異を唱えている。

推察するに、江戸も後期になるほど定型的な「脾胃論」、すなわち淡味節食を旨とする食養生は崩れ、少なくとも必要以上の食への抑制は解除される方向にあった。かといって放縦な食への欲望

が肯定されたわけではなく、それぞれの人の体質と生活のあり方に応じた食のもとめ方が問われるようになってきたとはいえまいか。

庶民がうまいものを求めるようになると、養生論も次第に彼らに味方しだしたようである。

欠乏との闘い―飢饉―

江戸時代の庶民の生活はまた、飢饉との闘いの歴史でもあった。日本史の教科書などでは「江戸の三大飢饉」として享保飢饉・天明飢饉・天保飢饉を挙げるが、江戸時代の飢饉はこれにとどまるものではなく、元禄飢饉・宝暦飢饉などは三大飢饉に劣らぬ悲惨なものであった。飢饉は天候と地形がもたらす災難であって、わが国の歴史の中では、天災・戦乱・悪疫と並んで不運の代名詞であった。鴨長明《かものちょうめい》も『方丈記《ほうじょうき》』の中で養和飢饉についてその惨状を描写している。

だが、江戸庶民はたびたびの飢饉に命を脅かされながらも、何とか生き延びるために知恵を凝らした。その知恵の結晶が「救荒論《きゅうこうろん》」「備荒書《びこうしょ》」と呼ばれる書物である。これらの書物は、飢饉の時にどんな食物を食べるか、どんな風に食物を調理すれば食べ継いでいけるかなど、飢饉時の生活の心得を記したものである。

救荒論や備荒書は、中国の書籍の中にもみられるが、わが国の江戸時代の学者は、それらに拠りながら、経験的に蓄えた知識を集めたのである。その内容は、飢饉の歴史・飢饉の前兆・飢饉の惨状・飢饉食・救命法などである（樺山紘一『飢饉からうまれる文化』）。

飢饉の時に何を食べるかについては諸説あったようで、たとえば、

松皮を食して毒に中《あた》りしことを、備荒録《びこうろく》にいへど、天明の凶年を知りし人に尋《たず》ぬるに、上方筋にて、松皮を食して毒に中りしことは、かつて聞《きか》ずといへり（齋藤正謙《さいとうまさかね》『救荒事宜《きゅうこうじぎ》』）

とあるように、飢饉の際の救荒食として知られていた松皮の皮脂を食べることについても、肯定派と否定派があったようである。

また、飢饉の際には必ずといってよいほど、疫病が発生した。栄養失調による抵抗力・免疫力の低下に加えて、「松皮の毒」ではないけれども、得体の知れぬ物を食べて食中毒を起こすことはごくありふれた光景であったことだろう。

そんな状況を反映してか、飢饉時の疫病に対する心得を説いた養生論もあらわれる。古医方の医家で名著『病家須知《びょうかこころえぐさ》』や『養生訣《ようじょうけつ》』などを著した平野元良《ひらのもとよし》（重誠《じゅうせい》）が天保八年（一八三七）に著わした『玉卯槌《たまのうづち》』は、副題に「凶年の後の養生疫病をさくる第一の書」とあるように、飢饉の際に発生する疫病の対策を述べようとしたものである。

元良は、飢饉の発生を、

饑饉はこれまでの奢侈《しゃし》を天の怒《いかり》こらしめたまふゆえなり、そのあとを顧ずして、天の心に背《そむく》にあたれば、ふたゝび病苦の難儀をうけんこと、これ自然の道理なり

としている。つまり、飢饉は日頃の奢侈贅沢を戒めるために天が下した罰だというのである。江戸時代の庶民が罰を受けるほど、贅沢ができたかどうかわからないが、それにしても随分と悲惨な罰ではある。

しかも、「疫病をわづらふは心の油断より起《おこる》こと」とある。だから、「養生の慎《つつしみ》ふかく、所行《しょぎょう》正《ただし》き人にはまずは中《あたら》ぬものなり」というわけである。それゆえ、「凶年の雑食《ざっしょく》に里芋・甘藷《かんしょ》・大根・豆の類を用るは、上々の品なり」というように、具体的に食生活の注意を促しながらも、最終的には「凶年の後には専ら陰徳《いんとく》（人知れず積む徳行）をこころがくべきこと」と「節約」と「実直」を説いているのである。

いったん起きてしまうと、いかなる名医も防げなかった疫病、そして農村を荒廃させ、都市を混乱させた飢饉。なす術をもち合わせていなかった江戸庶民にとっては、せめて身を慎むことが精一杯の努力であったのだろう。

さて現代。さまざまな病原体や食糧難はわが国から姿を消すか、あっても抑えることができるようになった。だが、そうした「外なる敵」に代わって、栄養過多による肥満や運動不足が「内なる敵」となってわれわれをさいなんでいる。昨今、生活習慣病の増加とともに見直されるようになった「粗食のすすめ」などの献立の多くは、実は「おかず番付」の多くの内容と重なっている。しばしばいわれるように江戸の庶民食は現代の健康食となりつつあるのかも知れない。しかしながら、いずれにせよ「内なる敵」を克服することは、あるいは「外なる敵」を封じ込めるよりも時間がかかることだろう。

第五章　戸枢は朽ちず、流水腐らず

戸枢は朽ちず、流水腐らず

健康について語るとき、食事の次は「運動」と相場が決まっている。こんにちの「健康づくり」の三本柱もまた栄養・運動・休養とされている。

養生論では、運動に関する事項も、飲食と並んできわめてよく取りあげられるものである。日本人はもとより農耕によって国家を形成してきたので、農耕作業を通じて身体を運動させていた。こんにちにまで伝わる伝統的な舞踊や武道の中にもその原型が農耕の際の身体運動に端を発するものは多い。また、狩猟で生計を立てる人々も地域によっては存在していたし、採集や漁撈によって生きる人々もいた。

これらの身体的運動もまたこんにち形を変えて、伝統的な身体文化として現在に伝えられている。かつての日本人は、日常の労働の中で充分に身体を運動させていた。

だが、天皇を中心とする律令制の国家ができあがると、いわゆる「貴族」が生まれてくる。最初のうちは官位はすべて行政や司法と結びついていたが、やがてそれは有名無実になり、政治は一部の貴族によって行なわれるようになり、その他の貴族は権門におもねり、適当な官位を得て、中央官人や地方の受領となって、荘園からの貢納によって生活するようになった。すると、いわゆる「無為徒食」を重ね、「詩歌管弦」の三才《さんさい》の「さえ」を競うようになる。運動不足が目に見えるようである。もっとも、貴族の運動遊戯として「蹴鞠《けまり》」などはあったけれども、農耕に精を出す庶民や武技を錬る武者に比べれば身体運動は遙かに少なかったとみられる。

平安貴族が読んだと思われる養生論の一つに『医心方』養生篇がある。この現存する日本最古の医書であると同時に、現存する日本最古の養生論でもあるこの書の多くの部分は中国古代の養生論からの引用であるが、その中で次の一節に注目したい。

夫《そ》れ流水《りゅうすい》の垢《あかつか》ず戸枢《こすう》の腐《くち》ざるは其労働の数《しばしば》なる故也《ゆえなり》

この「流水不垢《りゅうすいあかつかず》、戸枢不腐《こすうくちず》」という表現こそ、養生論の中で運動について触れられる際に必ずといってよいほど引用されている一節である。この一節は、あるいは「戸枢不朽《こすうくちず》、流水不腐《りゅうすいくさらず》」と書かれたり「流水不腐、戸枢不螻《むしばまず》」と書かれたりする。出典は中国秦代の呂不韋による思想書『呂《りょ》氏春秋《ししゅんじゅう》』とされる。「戸枢」とは「とぼそ」「とびら」のことで、流水は言うまでもなく「流れる水」である。つまり、いつも流れている水は常に動いているから腐ることはないし、戸はいつも開けたてをしていれば虫が喰うこともないというわけである。

『医心方』養生篇に限らず、この『呂氏春秋』の一節はさまざまな養生論に引用されている。たとえばこのような具合である。

華佗《かだ》が言《いわ》く、人体は労動を欲す流水くさらず、戸枢むしはまずといへり、されば士農工商其父兄たる者は、皆其職分家業に勤労して……（鈴木朖《あきら》『養生要論《ようじょうようろん》』）

人体は本来動くことを欲するものであるから、流れる水が腐らぬごとく、開け閉めの盛んな戸が蝕まぬごとくいかなる身分の者も一家を率いる者はことごとく自分の職と家業に勤《いそ》しむように諭すのである。他の養生論も参考にしてみると、やはり同様の記述に行き着く。

養生の道は身心を運動するに如《し》くはなし猶《なお》戸枢の朽さるがごとし天地日月《てんちじつげつ》の右旋左旋《うせんさせん》常に運動して已《や》むことなき故に奇妙無量寿《むりょうじゅ》なり（河合元碩《かわいげんせき》『養生随筆《ようじょうずいひつ》』）

この河合元碩の記述は興味深い。「天地日月」つまり自然や天体も常に動くがゆえに不思議な永続性があるのだとしているからである。これも「天人合一」論の一端といえる。いま一つみよう。

人は専《もっぱら》勤むべき事をつとめて怠《おこた》る事なき時は百脉《ひゃくみゃく》流通し、生気暢舒《せいきちょうじょ》するが故に、無病息炎にして寿命長久なる事斯《かく》のごとし（多紀藍渓《たきらんけい》『巨登冨貴草《ことぶきぐさ》』）

ここでは体を使うことは「百脈流通」「生気暢舒」、つまり体の血脈は駆けめぐり、生き生きとした気はゆったりとみなぎってくることにつながると説く。

ほかにも枚挙にいとまがない。例の「戸枢不朽、流水不腐」は華佗がいったことになっていたりして統一していないのだが、養生論の著者たちが「戸枢不朽、流水不腐」を頻りに引用していたことは確かである。

だが、よく読んでみると、この一節は二通りに解釈されていることがわかる。一つは、河合元碩『養生随筆』にみられるように、身体活動そのものを活発にして健康を増進するという文脈で読むことである。

もう一つは、それも含みながら、人間毎日を一所懸命に家業にいそしみ、勤勉に働くことを奨めているとの文脈で読むことである。鈴木朖の『養生要論』や多紀藍渓『巨登富貴草』がそうである。もっとも、家業に専心すれば十分に体を使わなければならないから、結局は同じことなのかも知れない。益軒も『養生訓』において「四民《しみん》ともに事をよくつとむべし。安逸なるべからず」と士農工商の各層が自らの「事（仕事、職務）」に精励するように説いている。特別な身体運動よりもむしろ日常の動作や労働の中に運動の機会をもとめようとする考え方は時代を下るごとに顕著になる。

要するに怠けずに体を動かして働くことが健康への近道であるととらえられていたことに変わりはない。ただ、体を動かすことが家業の専心と結びつけられていたのは、いかにも庶民の生活の中に入り込んだ養生論の姿をよくあらわしているし、そこに儒教にもとづく勤勉観をみることもできる。

「猿まね」の効用

では、江戸時代の養生論は、健康のための身体運動として具体的にどのようなものを取りあげていたのだろうか。

多くの養生論で取りあげている運動法として「五禽之戯《ごきんのぎ》」がある。「五禽」とは、五つの禽獣という意味である。たとえば、鈴木朖『養生要論』には、「又五禽之戯至《いたり》てよき趣向《しゅこう》也」とあるし、本井《もとい》子承《ししょう》『長命衛生論《ちょうめいえいせいろん》』には、

> 蒙求《もうぎゅう》、華佗《かだ》五禽戯《ごきんのぎ》といふ事なり、是養生のため身をうごかす事なり、華佗は後漢の人にて名医奇妙の医師也

とある。ここにも華佗が登場する。

では、「五禽之戯」とはどんなものであったのだろうか。『長命衛生論』にわかりやすく説明されているので引用してみよう。

> 吾一術あり五禽の戯と名づく。一に曰《いわく》虎、二に曰《いわく》鹿、三に曰《いわく》熊、四に曰《いわく》猿、五に曰《いわく》鳥、一に曰《いわく》虎はよくかけりあるくなり、二に曰《いわく》鹿は情のふかきものなれば、情の道をおもふの形、

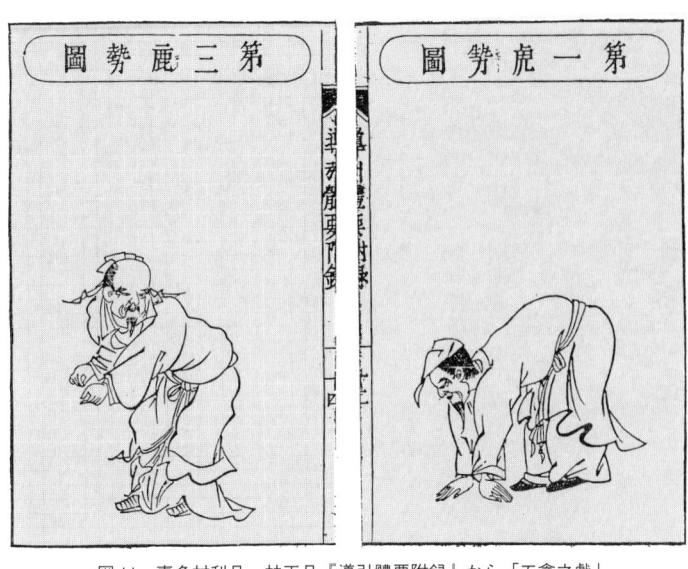

図 11　喜多村利且・林正且『導引體要附録』から「五禽之戯」

三に曰《いわく》熊は力をよくするものにて心ゆたかなり、四に曰《いわく》猿は木にのぼりて、身をかろくつかふ意なり、五に曰《いわく》鳥は高くとんで心ゆふ《悠》ゆふ《々》とたのしむ形、いづれ心をゆたかにして、ひとり身を心よくうごかして、身をこなし、気血をめぐらすよふにする事にて是を五禽の戯といふ

虎、鹿、熊、猿、鳥の五種の動物の動きになぞらえ、虎は鋭敏で素早い動き、鹿は感情深い動き、熊は力強く雄大にな動き、猿は軽快な動き、鳥は心悠々とした動きを表現する一連の体操法である。ただし、こんにちの私たちが理解する「体操」と異なる点は、「気血をめぐらす」すなわち筋肉の強化よりも呼吸や循環を豊かに活動させ

ることをめざした運動であったことである。

しかし要するに、五つの動物の生活の仕方を真似て体を動かすことである。つまり「猿まね」をするわけである。実際にどんな格好をしたり、どんな動きをしたかは定かではないが、「五禽之戯図」なるものも残っている。

「五禽之戯」は、実は神仙術の中に伝わった養生法であった「導引《どういん》」の一種である。浅井南皐『養生録』は次のようにいう。

　導引按蹻《あんきょう》の術の事は古へより気を順《めぐ》らす最善一の良術なり

　古へ華佗の五禽の戯と云《いう》も按蹻の一術にして陽気を順《めぐ》らす工夫なり

ここでいう「按蹻」とは、私たちの知る「按摩」のことである。導引は一種の自己あんまである。ただし「陽気を順らす」ために天地の生気を呼吸することが不可欠であった。「按蹻」も「導引」も原理的にはほぼ同様であった。

導引は健康保持・増進のための運動であるとともにさまざまな疾病を癒す医療体操でもあったわけだが、これには中国の古へより実に数々の技法があった。尾張藩の医官田中雅楽郎《うたお》の著わした『田子《でんし》養生訣《ようじょうけつ》』は、江戸時代の養生論の中では最も神仙術の養生法を取り入れているものであるが、そこには古代中国以来の導引の名称が挙げられている。

　老子導引四十二勢、婆羅門《ばらもん》導引十二勢、赤松子《せきしょうし》導引十八勢、鐘離《しょうり》導引八勢、八段錦《はちだんきん》法導引、

万寿仙書云《ばんじゅせんしょにいう》五禽戯、胡見素《こけんそ》五臓導引、遵生八牋《じゅんせいはっせん》所載四時《しいじ》導引、霊劒子《れんけんし》陳希夷《ちんきい》二十四節導引、
巣《そう》氏《し》李《り》南豊《なんほう》其《その》他《た》百家導引の術多し

何だか漢字ばかりが並んでいて、お経でも書いているような気分になってしまうが、これらはみな創始者や所載書の名をとって導引の呼び名にしたわけである。いずれも道教の養生法としての導引の中では夙にその効用が知られた技法である。

ここで導引法にその名が冠せられている「赤松子《せきしょうし》」とは中国古代は神農《しんのう》（中国の医薬神としてあがめられた）のころの雨師《うし》で後に崑崙《こんろん》で仙人になったと伝えられる。八段錦法は幼真《ようしん》道士の創始で養生書『遵生八牋』の編者高濂《こうれん》が補註したとされる。胡見素《こけんそ》は唐代の女道士で名峰太白山《たいはくさん》に隠棲し、『黄庭内景五蔵六府《こうていだいけいごぞうろくふ》図』を撰《せん》したと伝えられる。そして、これらの導引法が文献の間に相互で引用され、普及していった。とくに、中国隋代の大業六年（六一〇）に巣元方《そうげんぽう》らが勅命によって撰した『諸病源候論《しょびょうげんこうろん》』の中には多くの導引が挙げられており、後世この書より導引を引用しない者はいないという（石原保秀著・早島正雄編『東洋医学通史』）。

江戸時代に入って、日本でも導引について書いた書物が出てくる。早い頃では慶安元年（一六四八年）に林正且《はやしせいしょ》が『導引體要《どういんたいよう》』を著わしたし、宝永四年（一七〇七）に大久保道古《おおくぼどうこ》が『古今導引集《ここんどういんしゅう》』、正徳三年（一七一三）に宮脇仲策《みやわきちゅうさく》『導引口訣抄《どういんくけっしょう》』、喜多村利且《きたむらとしかつ》・林正且『導引體要』および図附録二巻が著わされている。このように、江戸時代になると、庶民人士の間でも導引が知られる

ようになった。導引は按摩とともに、江戸時代を通じて最もポピュラーな運動法であったと思われる。

では、実際の導引はどのように行なわれていたのだろうか。文章だけではなかなか理解しにくいだろうが、さきほど取りあげた『田子養生訣』の導引に関する説明の一つを見てみよう。

> 関節を通利《つうり》し筋骨を煉《ね》るの術なり、正座して頂《いただき》を縮《ちぢ》め、肩を聳《そびやか》し忽《たちまち》首を伸べ左右に顧《かえりみ》、叉《さ》手托天《しゅたくてん》し前後に張《はり》て肩を動し、拳《こぶし》を握り固め力を充しめ前後に張《はり》て旋転し、左右に弓を開く状のごとくし、立《たち》て反張《はんちょう》し、又九拝《きゅうはい》する状のごとく柱に対して、登るごとく抜くごとく引《ひく》如く押《おす》如く千状万体《せんじょうばんたい》せざる所なく動作屈伸を極め百節運動通利を主とす、坐も臥も立も歩も皆導引なり、従容和緩《しょうようわかん》にしてこれを為《なす》ことを要す、工夫して妙を得べし

また、さきに触れた林正且『導引體要』附録には、『田子養生訣』でも引用された「八段錦導引法」「華佗五禽法」「婆羅門導引」「陳希夷二十四導引」などが解説されている。「陳希夷二十四導引」から、その一つをみてみよう。この導引は「坐功《ざこう》」とよばれ、そのほとんどを座して行う。

「秋分八月中坐功図《しゅうぶんはちげつちゅうざこうず》」とその解説をみよう。

> 毎日、丑寅《うしとら》ノ時、足ヲ盤《ばん》シテ坐シ、両手耳ヲ掩《おお》ヒ、左右反側《はんそく》スルコト各々《おのおの》三・五度、叩歯《こうし》、吐《と》納《のう》、嚥液《えんえき》ス（毎日、丑寅の時に盤座して両耳を両手で掩い、左右に側反すること三回から五回、歯を叩打し、呼吸し、唾液を飲み下す）

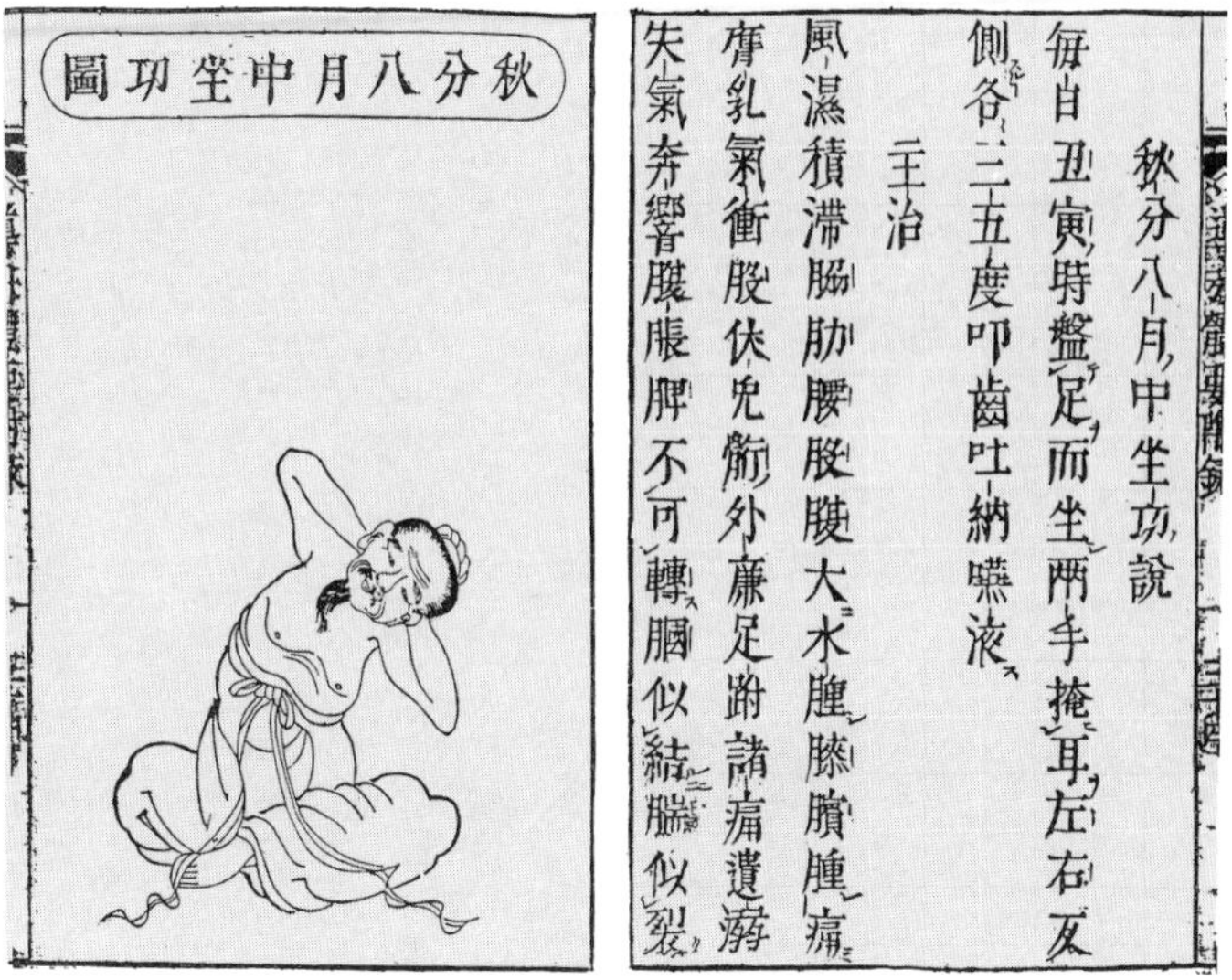
秋分八月中坐功圖

秋分八月中坐功説
毎日丑寅時盤足而坐兩手掩耳左右反側各三五度叩歯吐納嚥液
主治
風濕積滯脇肋腰股腹大水腫膝臏腫痛膺乳氣衝股伏兎䯒外廉足跗諸痛遺溺失氣奔響腹脹髀不可轉膕似結腨似裂

図 12　喜多村利且・林正且『導引體要附録』から「陳希夷坐功」の図

読みながら体を動かしてみるとおおよその様子はわかるのではあるまいか。文章だけではどんな格好をしてよいかよくわからないところもあるが、図にしたがえばだいたい現在われわれがスポーツの前などに行なう柔軟体操やストレッチに近いもののようである。この動作は、「風湿《ふうしつ》」が「脇肋《きょうろく》腰股《ようこ》」に「積滞《せきたい》」して腹水などが溜まる症状などを治療すると記されている。

ただし、導引は単に身体を運動させればよいのではなく、後にみる「調息」とよばれる呼吸法や精神的な統制や安定をともなって、自然の気の運行と自身の気の運用が一体となってはじめてその効用があるものとされた。「猿まね」から端を発してはいるが、「猿まね」だけでは十分な意を達しえないところに人間の創り出した文化の真髄がある。

運動さまざま

導引は健康のための運動としてはポピュラーではあったが、江戸時代も後半になると、導引のような特別な技法だけが運動の内容ではなくなってくる。「寛政の改革」の推進者として知られている奥州白河《しらかわ》藩主松平定信《まつだいらさだのぶ》は、二十五歳で白河藩主となり、その後二十九歳で老中首座につき、幕政改革を行ったが、三十六歳で老中の職を辞した。晩年「白河楽翁」と号し、自伝評論『宇下人言《うげのひとごと》』をはじめとして文筆活動を行なった。その彼の評論の一つに『老《おい》の教《おしえ》』がある。『老の教』は文政十二年（一八二九）に著わされた一種の体験的養生論であるが、そこに老人の身体運動について次のように書かれている。

導引はあしからず、されど心に任すべし、夜など寐《ね》たく、朝など寒きをも、つとめてあんまをせんより、暖にして安寐《あんび》するにしくはなし

五禽の戯といふ事は知らねど、われ試みて養老のひとつと思ふは武伎《ぶぎ》なり、……たゞ剣槍持て立むかふ時は、聊《いささか》もよその事をば思はず、ことに動作もほどよくすれば、息迫《そくはく》にもいたらず

定信は、導引のような運動法も悪くはないけれども、眠たい時や寒い時などは暖かくして布団の中に入っているに限るといっている。われわれ怠け者などはついうなずいてしまうが、この頃にな

ると、養生論全体が少しずつ厳格主義を捨て、現実的なものになりつつあったから、謹厳をもって知られた定信といえどもその流れの中にあったとみるべきか。

運動の一つとして武芸を挙げているのもその一例である。江戸の著述家八隅《やすみ》景山《けいざん》によって文政八年（一八二五）に著わされた『養生一言草《ようじょうひとことぐさ》』は『老の教』と同じように、養生のための運動として武芸を奨励しているが、それぞれ養生にどんな効用があるかを述べている。いくつか拾いあげてみよう。

夫《それ》弓は心気を平《たいら》かにし、胸膈《きょうかく》を開き、気臍下《きせいか》にみち、呼吸能定《よくさだま》る故《ゆえ》に、此《この》道に達すれば、他の武芸の助《たすけ》と成《なる》こと、云《いう》べからず、寔《まこと》に士芸第一の養生也

またいう。

夫《それ》乗馬は武芸第一の専門なれば、幼より別而《べっして》丹練《たんれん》せずんば有《ある》べからず、……此《この》術も血気循環するゆゑ、生涯無病長寿すべきの術也

さらにいう。

劔術は、武家第一の芸術にて、人々常々《つねづね》別而《べっして》嗜《たしなむ》べき業《わざ》也、……長生不老の基《もとい》なり

このように、武芸は呼吸を整えたり、筋骨を鍛えるので健康によいとされていた。すでに近世も後期に入ると武術は戦闘のための術としてよりは心身鍛錬の方法として考えられていたとみえる。

ところで、江戸のような大都市の庶民に読まれた養生論の中で武芸を奨励しても、果たして庶民

に武芸を稽古するようなことができたのであろうか。士農工商の身分制の下で、武芸は武士階級の独占的な文化ではなかったのだろうか。

新撰組のことを少しでも知っているならば、近藤勇《こんどういさみ》の天然理心流《てんねんりしん》には多くの武州三多摩の豪農の子弟が入門していたことも当然既知のことと思う。土方歳三《ひじかたとしぞう》が日野の豪農佐藤家ゆかりの者であったことも、またよく知られていよう。

文化・文政期になると、幕藩体制の動揺とともに、身分制に規定されていた文化が開放されはじめる。武芸もその一つで、半農半士である郷士や豪農子弟、富裕商家の若い者たちが稽古に通うようになる。また、師匠たちもそうした人々を受け容れるようになる。こうした動きは「豪農武術習得運動」と呼ばれたりしている。そんな力がやがて明治維新を支えていくのである。

しかしながら、このような武術修得がみな新撰組のように一旗あげようとの意図からでたものであるわけではない。江戸中期以降、武術はごく少数の流派、道統の継承者を除けばその実用性、すなわち実戦での斬撃や首級《しゅきゅう》を挙げるための技ではなく、せいぜい護身と鍛練のためのものになっていった。むしろ、武術の実用性は犯罪者の捕縛などにおいて発揮されるようになり、需要は捕方《とりかた》や番太《ばんた》とよばれた下層町人の方にこそあった。彼らにとっては剣技よりは捕縛術(捕り手、取り手)や棒術などが必要であった。武士の表芸といわれた弓馬剣槍などはその実用性よりは「教養」として重んじられた。武術が多く精神的修養を重視したことも身体的鍛練と同時に精神的修養を通した

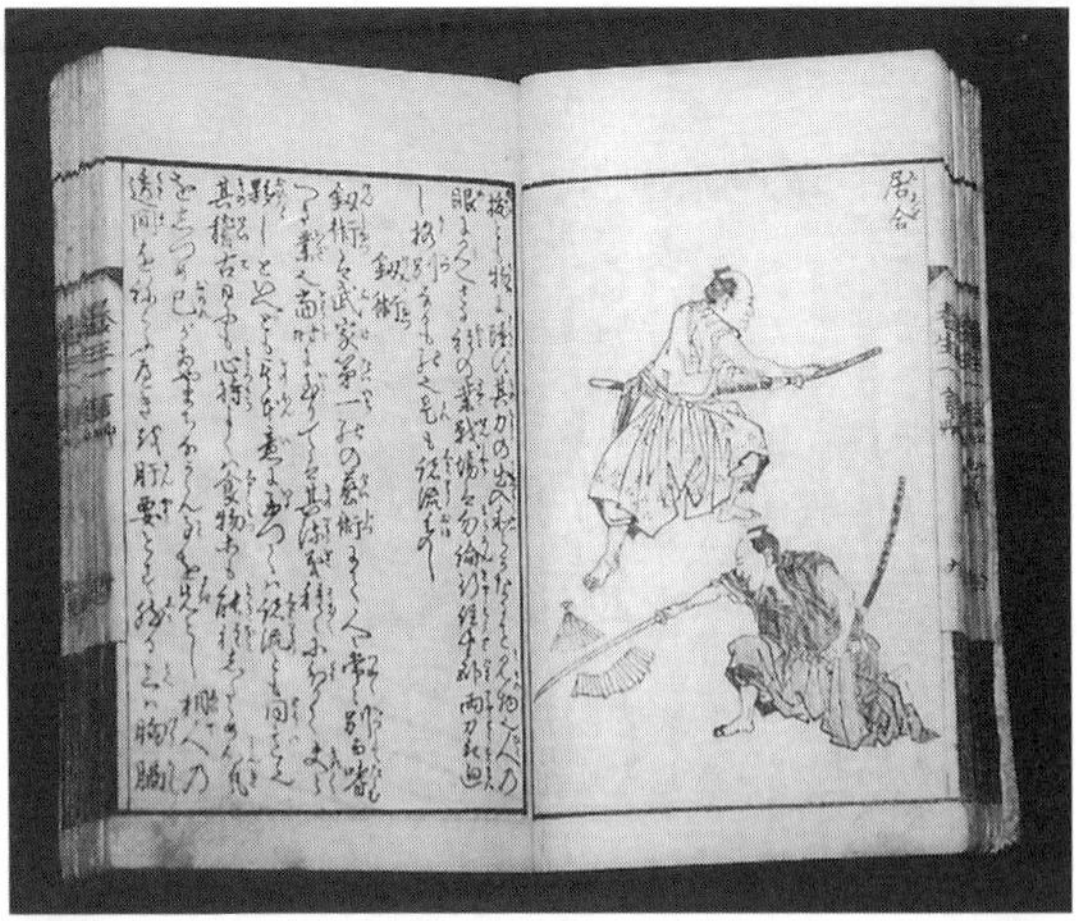

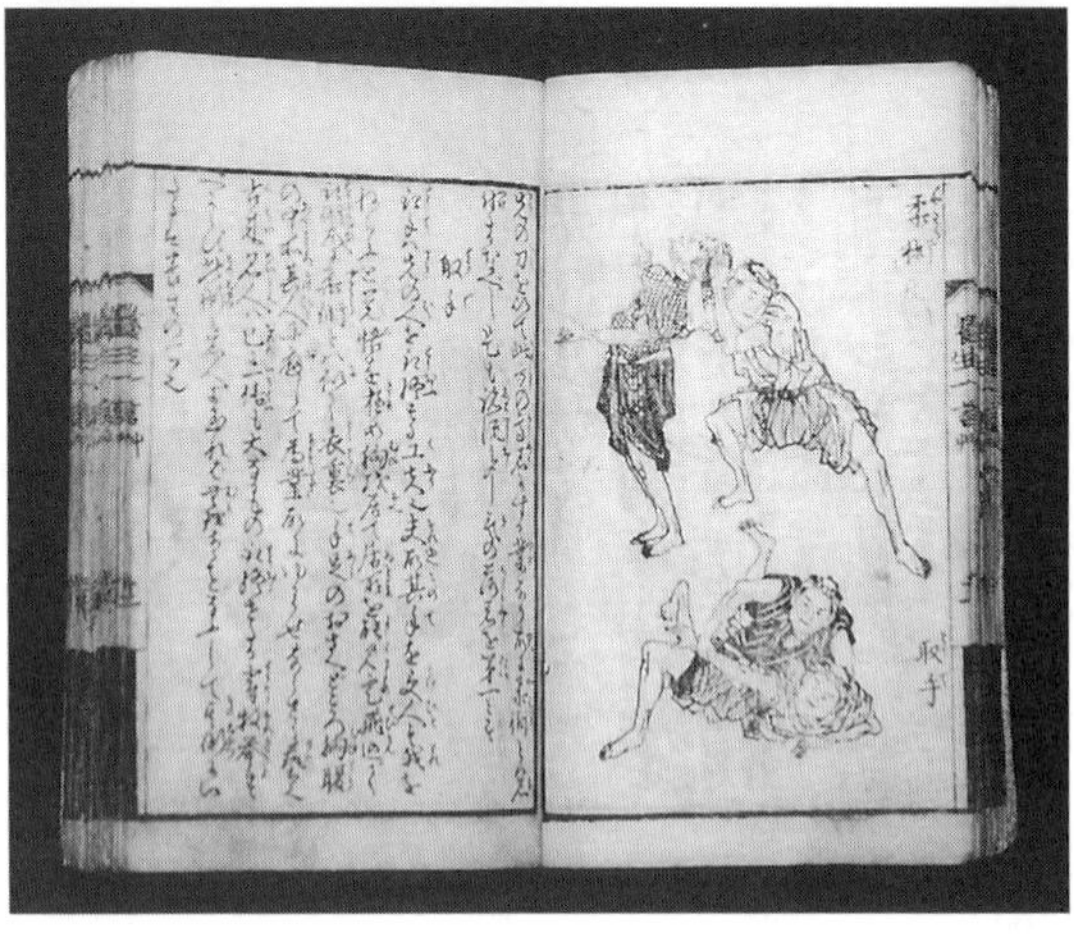

図13　八隅景山『養生一言草』から「居合」「柔術」「取手」の図

「教養」としての側面を意識してのことと考えられる。

さて、このように、江戸時代を通して、運動は養生法の中できわめて大切なものであった。しかしながら、身体を活発に動かすこととは裏腹に、常に心は平静に保つことが説かれていたのが養生論における運動論であった。

益軒の『養生訓』には、再三にわたって「心は世の主也《あるじ》。しづかにして安からしむべし。身は心のやっこ（奴）なり。うごかして労せしむべし」といった記述がある。「身は心の奴」すなわち「心」は身体の主であるという。心学者大口子容《おおぐちしよう》が文化十一年（一八一四）に著わした『心学寿草《しんがくことぶきぐさ》』にも「心和平《わへい》にして身を動かし、気をめぐらし体を養ふは、是《これ》養生の道なり」とある。いうなれば「気静体動論」である。このような心身の関係はデカルトの心身二元論とは思想的に異なるにせよ、「からだ」は「こころ」によって統制できるという観念につながっている。

ところが、この「気静体動論」も江戸後期には「気動体動論」と共存を余儀なくされる。伊東如雷《いとうじょらい》『摂養茶話《せつようさわ》』には、「身を修行地《しゅぎょうち》に置《おき》、心を徒居《ただい》さすべからず」とある。身体を修練の場に置き、しかも心も安閑とさせるなと諭している。さらに決定的なのは谷了閑『養生談』である。

体ヲ動カシツカフコトヲ養性トス、過ル時ハ体ツカル、気ハツカハヅシテ静カナルヲ以、養フトバカリ心得テ静カスグレバ気沈ミ一所ニ滞《とどこおり》テ欝《うつ》ノ病ヲナス、気ハ全体ニ渡リテアルモノ也、体ヲ使フ時ハ即《すなわち》気ヲツカフすなわち、体を動かし気は静かにすることが養生であるとして気を静かにし過ぎると気が沈んで滞り「欝（現在のうつ病とは異なる）」の病になる、気は全体に満ちわたるものなのだから体を使うときは気も使うのだと主張する。ここでは、「気静体動」論に対する「気動体動」論ともいうべき姿勢が打ち出されている。

現代社会に生きる導引

このような養生法の中で伝えられた導引や按摩などの古来の運動法は、近世後期以降急速にその存在が薄れていく。明治期になるとなおのこと導引の名前すら一般には知られなくなる。

ところが、明治末期から大正時代になると、導引や按摩あるいはその他の養生論の中で伝えられてきた身体運動が形を変えて再び社会に登場してくる。例えば明治後期に中井房五郎《なかいふさごろう》によって創始され、大正期から昭和期にかけて十文字大元《じゅうもんじだいげん》によって広く普及された「自彊術《じきょうじゅつ》」は中井が自身の創案した按摩術に中国大陸で修得した「按蹻導引」を加味したものであるという。この自彊術はこんにちも多くの生涯学習の場で普及されている。また、昭和戦前期に長井津《ながいわたる》によって創始され、戦後「真向法《まっこうほう》」として普及された体操法も、その着想自体は仏教から得ているとされているが、具体的な運動様式は導引ときわめて近い。

さらに、昭和四十年前後から早島正雄によって「導引術」として導引自体がさまざまなメディアを通じて伝えられるようになった。そして、一九八〇年代に入って「気功」ブームが到来し、さまざまな技法が一般に普及しつつある。このような流れが戦後何度かピークをみせている健康法ブームの基調にある。また、「気」の原理に立脚したさまざまな古武道・古武術などもひそかな人気を呼んでおり、専門雑誌も数種類発刊されている。

このように、再び現代において気功や導引が脚光を浴びている理由は何なのか。それを単に現代医学への不安や疑問としてとらえるのみでは十分な理解とはいいがたい。むしろ、それは疾病の治療や予防といった次元でとらえられているというよりも、気功や導引を通じて現代社会における記号を媒介とする知のテクノロジーに支配され、感覚が鈍磨してしまったわれわれの生き方を、自らの身体そのものを媒介としてとらえ直そうとする次元での事象であるとはいえまいか。都市化され、人工化された日常の生活にあって、古代中国や日本の前近代においては一般的であった悠久の自然と共鳴しながら生きる身体の復権が気功や導引への関心となってあらわれているとするならば、世は再び「養生」の時代へと移りつつあるとみるのは必ずしも浅慮とはいえないように思う。

第六章　息は静かに悠々と

「息」と「生き」

「息の根を止める」といえば相手の命脈を断つこと、「息が永い〇〇」といえばあるものの命が長いあいだ保たれて輝いていることを指す。「息」、つまり呼吸は生きとし生けるもの、さらには芸術作品など人間が創り出したものに至るまで、まさに「いき」ていることの証である。

養生論の世界では呼吸は非常に重くみられた。養生論の中のさまざまな養生法のもとになった神仙術の養生法では、呼吸に関する養生法を広く「調息」と呼んだ。

呼吸は、私たちが意識しなければ、何事もなく吸ったり吐いたりしているが、意識すればいかようにでもその仕方を変えられる。神仙術でも「胎息《たいそく》」「服気《ふっき》」「行気《こうき》」「錬気《れんき》」「用気《ようき》」のような技法があった。これについては後に触れたい。

わが国の養生論でも呼吸については高い関心が払われていた。文政十三年（一八三〇）に百瀬養《ももせよう》中《ちゅう》によって著わされた『養生一家春《ようじょういっかのはる》』をみてみよう。著者の養中は信州松本の人で、杏霞園主人《きょうかえんしゅじん》と号して京都、江戸に住んだ。

調息《ちょうそく》は養生第一の義なり、嘗《かつ》て聞く、命《いのち》は呼吸《いき》の中《うち》と云ふ訓《おしえごと》なりと、生《せい》も亦呼吸《いき》の義なるべし、故《かるがゆえ》に呼吸悠長なる人は生命《いのち》必らず長し

ちょっと読んだだけでは何を言っているのかわからないかも知れないが、こういうことである。「命」とは「いきの内《うち》」の音が短縮されたもので、生命や生活の意味で用いられる「生」も「いき」と読めるし、「呼吸」の意味をもっている、したがって呼吸の長い人は命も必ず長いというわけである。いささか語呂合わせめいているが、まさに「息の長い」ことが「生命の長い」ことを言いあらわしているようである。

一九八〇年代に入って、日本では「サイ科学」「タオ（道）」などが注目され、「気」についても大分知られるようになった。日本では「空気」「大気」「気分」などairの意味でも使われるし、mindの意味にも用いられている。古語辞典で「気」という語の使われ方をみてみると、ざっと挙げただけでも九種類ほどある。「呼吸」「気分」「元気、活力」といった思いつきやすいものから「心くばり、気づかい」「意識」「恋慕の情」というなるほどとうなずけるものまで実にさまざまである。

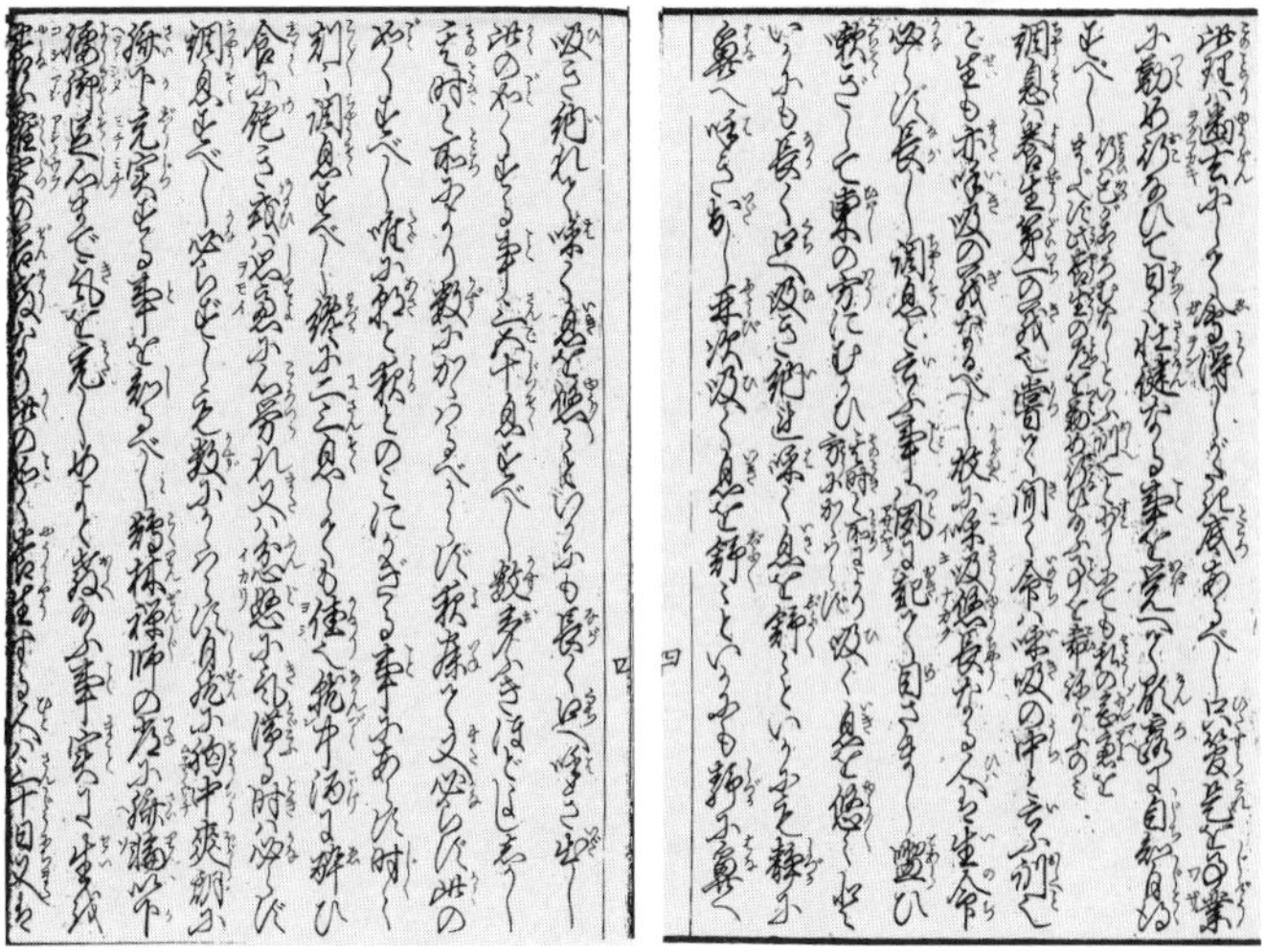

図14　百瀬養中『養生一家春』

「気」の本家ともいうべき中国では、解釈の仕方だけでも分厚い理論書が何冊も書かれているほどであるから、筆者などが簡単に説明することはできないが、自然界中の万物の根源を「気」、あるいは「元気《げんき》」と称し、これが個々の事物に分与され、活動やそのエネルギーとなっているのである。

いうまでもなく人間にも「元気」が備わっている。日々の生活で費やされる元気を補うために、呼吸をして天地の間に漲っている元気を体内に引き入れたり、食事によって食物の気を各々の臓器に受けて活力を増すわけである。さらに、気が身体に充ち、勢いづいている状態を「実」といい、反対に気が身体の中で勢いを潜めている状態を「虚」と称するのである。概して「実」がよい状態で「虚」

が望ましくない状態と考えられるが、それほど単純な関係ではなく、「実」も過ぎれば害となり、「虚」も「実」との関係で必ずしも悪いとばかりはいえないという複雑な関係にある。

ともあれ、気は生命活動の源泉であった。それゆえに、その清新で活力ある気を体内に引き込む呼吸は、何にもまして重要であったわけである。

百瀬養中『養生一家春』のほかにも、「調息」はさまざまな養生論で取りあげられた。天保八年（一八三七）に、三河吉田藩の侍医であった伊東如雷《いとうじょらい》が著わした『摂養茶話《せつようさわ》』には次のように記されている。

> 又調息法とて呼吸をととのへ静にすれば息稍微《ややかすか》也、彌《いよいよ》久ければ後《のち》は鼻中に全く気息無《きそくなき》がごとし、唯臍底《せいてい》より微息《びそく》往来することを覚《おぼ》ゆ、此《こ》の如く神気臍輪《しんきせいりん》へ磐石《ばんじゃく》をすへたるが如く定《さだま》る、呼吸は一身の気の出入する道路なり、僧家に此を数息観《すうそくかん》と云、是また養気の術也（調息法といって呼吸を調えて静かにしていると息は次第にかすかになっていく、ますますそれを続ければやがて鼻の中には全く空気がないかのようになる、ただ、臍の底にかすかに空気が行ったり来たりするのを感じるだけである、このように神気が臍の下に盤石のように定まる、呼吸とは全身の気が出入りする道である、仏教でこれを数息観というが同じく気を養う術である）

同書は漢文訓読調の文体で非常に難解な養生論の一つである。「臍底」「臍輪」とは俗にいう「臍下丹田」のことである。戦前の軍事教練などでは「臍下丹田《せいかたんでん》に力を込めて……」などと気合いをかけられた人も多いだろう。この部分は全身を周流した気が集まるところとされ、臍の内部に向かって三寸ほど入った部分だといわれている。

また、「僧家に此を数息観と云」とあるが、これは禅家に伝わった調息法のことである。もともと養生論における調息法は、禅の静坐法と深い関連があったと言うよりも、禅の中の静坐法の方が神仙術中の調息法の影響を受けていたというべきであろう。文化九年（一八一二）に浅井南皐《あざいなんこう》（別名を和名惟亨という）が著わした『養生録』には、

一 禅家に座禅する事も必竟《ひっきょう》養生家煉臍《れんせい》の術にして、気を丹田に納むるときは物に驚かす《ず》さわか《が》す《ず》、事々物々に応して用をなすの術なり（禅の修行僧が座禅することも同じく養生家のする臍下丹田を煉る術であり、気を丹田に納めれば物に驚かず、騒がず、事物に臨機応変する術である）

とある。これにみる限り、禅における静坐呼吸法と養生論における調息法はきわめて似ていたようである。

『養生一家春』には、禅と深い関わりを示す記述として、「鵠林禅師《こくりんぜんじ》の常に、臍輪《せいりん》以下腰脚足心《ようきゃくそくしん》まで気を充しめよと教玉《おしえたま》ふ事実《まこと》に生を養ふ確実の禅教なり」なる箇所がある。「鵠林禅師」とは、宝暦七年（一七五七）に近世期の禅的修養書『夜船閑話《やせんかんわ》』の著者白隠慧鶴《はくいんえかく》のことである。白隠の『夜船閑話』は、白隠が白幽《はくゆう》禅師を訪ねて教えを乞うた際の、白隠の経験談・聞き語りである。

白幽の教示を得た白隠は、

大凡《おおよそ》生を養ひ長寿を保つの要は、形を錬るにしかず、形を錬るの要は、神気をして丹田気海の間に凝らさしむるにあり、……是《これ》仙人九転還丹《きゅうてんかんたん》の秘決に契《あ》へり（およそ養生して長寿を得るためには身体を鍛錬するに越したことはない、そして身体を鍛錬する要点は神気を丹田に集中させ満たすことにある、これこそ仙人が行う九転還丹の秘訣と合致するものである）

と述べている。白隠が調息の方法において神仙術の影響を蒙っていることがわかる。

神仙術の調息法

では、もとに戻って神仙術の調息法がどんなものであったかをみてみよう。神仙術の気の理論では人間の体に関係する気は「内気」と「外気」にわけられる。「内気」とは「元気」のことでこれは母の体内から臍帯を経て胎児に充ちる。ゆえにこの内気の呼吸を「胎息」と呼ぶ。神仙術で臍をことさら重視するのはこのためである。「外気」とは文字通り、体外にある気のことである。

呼吸法の種類は非常にたくさんあったが、大きく分ければ、服気《ふっき》・行気《こうき》・錬気《れんき》になろう。これらは、いわゆる外気を吸う呼吸ではなく、体内にある元気を循環させるものである。だから、「スーハー」と音を立ててしている呼吸とは違う。

「服気」は「気（内気）」を呑み込むことで、普通の呼吸で一緒に出ていきそうな内気を丹田に満たすのである。その丹田の内気を自分が望む身体の部位に到達させる方法が「行気」である。行気は多くの場合、導引とともに行なわれたりして、疾病の治療に用いられたりする。「錬気」は行気とは逆に、体の内気を自由に巡るがままにまかせるもので、横たわった姿で静かに行なうものとされ、連続的に行なってはならないとされた（アンリ・マスペロ『道教の養性術』）。

実際にどんなものであるかは、仙人でもない限り容易には説明できないだろう。いや、説明されたとしてもわれわれ俗人にはわかるまい。われわれが普段している呼吸は単に「呼吸」といったり、「吐納《とのう》（吐故納新《とこのうしん》＝故《ふる》きを吐き新しきを納めるの意）」といったりした。だが、こうした複雑な方法の一端を示してくれるのが、神仙術養生論の聖典とされていた葛洪《かっこう》『抱朴子《ほうぼくし》』巻八「釈滞《しゃくたい》」の一節である。

> 鼻中に気を引いて之を閉ぢ、陰に心を以て数へて一百二十に至らば、乃《すなわ》ち口を以て微《すこ》しく之を吐き、之を吐いて之を引くに及び、皆己《おの》が耳をして其《その》気の出入の声を聞かしむることを欲せず。常に入るること多く出すこと少なからしめ、鴻毛《こうもう》を以て鼻口の上に著けて、気を吐くも鴻毛の動かざるをば候《こう》と為すなり（鼻の中に外気を引き入れてこれを閉じて、心の内で数えて百二十になったら口を開いてかすかにこれを吐き出し、この吐いたり吸ったりを繰り返す、自分の耳で空気の出入りが聞こえるようではいけない、常に吸うことも吐くことも少なくするようにし、水鳥の毛を鼻の口の所につけてこれが動かないことがよい）

つまり、できるだけ吐いて吸う間隔を長くして、吐くときも吸うときも「スー」「ハー」と音など立てずに、口の前でも吐息が感じられないぐらいに静かに悠然と行うべきだと言っているわけである。実際にそんなことができるかどうかはわからないが、われわれの呼吸が日頃いかに気ぜわしいかを思い知らされることは確かである。

これと同様の方法であり、さきほど浅井南皐『養生録』で紹介した禅家の呼吸法「数息観」について触れよう。これは、神仙術の調息法なのであるが、禅法として取り入れられてから、座禅の際の精神統一法として広まったようである。

まず、息の吸い方、吐き方は神仙術の吐納法と同じく大きく悠々と吐き、また吸う。ただし、数息観の名に示されているように、こうした呼吸の回数を数えるのである。吐いて吸って一回と数えるわけである。

文章に書くと至極平凡で、「こんなこと何になるのか」と思われる向きもあろうが、なかなかに侮り難い効果をもっている。まず、「悠々と静かに大きく吐いて吸う」ということが難しい。私たちが行なうと最初は息苦しくなってしまう。だが、少し慣れてくると自分でもわかるぐらいに呼吸の間隔が長くなってくる。また、回数も最初は十回もしないで気が散ってしまうが、これも次第に回数が増してくる。こうなると、気分が非常に落ち着き、心なしか疲労が安らぐ。正座してやってもよいが、仰臥して行なってもよい。

この「数息観」、不眠に悩むときにも一顧の価値はある。

眠りと養生

不眠について触れたところで、やや「付け足し」めくが、眠りと養生について触れてみよう。養生論では、古くから「眠り過ぎ」を戒めた。貝原益軒の『養生訓』には次のようにある。

いにしへの人、三慾を忍ぶ事をいへり。三慾とは、食欲の欲、色の欲、睡《ねぶり》の欲なり。只睡の慾をこらえて、いぬる事をすくなくするが養生の道なる事は人しらず、ねぶりをすくなくすれば、無病になるは、元気めぐりやすきが故也。ねぶり多ければ、元気めぐらずして病となる。夜ふけて臥《ふ》しねぶるはよし。昼いぬるは尤《もっとも》害あり。宵《よい》にはやくいぬれば、食気とどこほりて害あり。ことに朝夕飲食のいまだ消化せず、其気いまだめぐらざるに、早くいぬれば、飲食とどこほりて、元気をそこなふ

益軒が戒めているのは、眠りすぎと昼寝であり、また宵の口から寝ることも好まれなかった。時代を下って、幕末近くの作と思われる陸舟菴《りくしゅうあん》『養生訓』は、西洋医学の影響著しいものであるが、そこでは、

夜間は静寂にして外物の五官を誘起する者少なく自ら其休息に便なるを以て睡眠の定時となす、是れ自然の理《ことわり》也、然《しか》るに世俗或は夜分却《かえっ》て故《ゆえ》なくして眠らず深更《しんこう》に至《いた》り却《かえっ》て朝眠を貪《むさぼ》り、或は午睡《ごすい》を好みて時を移す者有《あり》、是皆自然理に違《たが》へ養生に背《そむ》くと云《いう》べし、又且過《かつ》眠すれば其《その》害多し、五官の作用却《かえっ》て遅鈍となり精神頴悟《えいご》豁達《かったつ》ならず、筋力弛緩して身体怠惰《たいだ》困倦《こんけん》を覚

ふ、文学を講習し技芸を切瑳する輩《やから》の如きは殊《こと》に過眠を戒むべしと説かれている。「夜分却て故なくして眠らず深更に至り却て朝眠を貪り、或は午睡を好みて時を移す者」、つまり夜更かしして明け方頃に床につき朝の眠りを貪る者とは現代人そのものである。益軒や陸舟菴からみれば不養生この上ない。いずれにせよ、「夜更かし」と「眠り過ぎ」は忌むべき習慣とされている。

では、どれぐらいの睡眠時間が佳とされたのだろうか。陸舟菴『養生訓』では、「睡眠の時間は三四時を以て足れりとす已に三時に至れば復《また》身体を疲労せしむる患《うれい》なし」と述べられている。「三四時」「三時」とあるは、現在の三時間、四時間のことではあるまい。おそらく、「一刻」つまり二時間を単位としたものであろう。六時間から八時間といったところであろう。これは現代のライフスタイル論において理想とされている七・八時間の睡眠時間とほぼ符合する。ただし、これは、歓楽街が用意されていた江戸・京・大坂などの都市部の話で、農村部では就寝時間が早かったから、もう少し長く寝たことであろう。

白河楽翁こと松平定信の『老の教』には、「夜は戌《いぬ》の半より亥《い》のはじめまでにはいぬべし、起出《おきで》るは卯《う》の半前なるべし」とある。戌の半は午後八時、亥のはじめは午後九時、卯の半は午前六時である。時間にして九時間から十時間となる。老人の場合には、早寝早起きが奨められていたようである。

神仙系養生論として近世期を代表する、尾張藩医官田中雅楽郎の『田子養生訣』には、

眠《ねむりすくなき》は少に宜《よろ》し多ければ気血凝滞《ぎょうたい》す、仏家にも睡の欲を欲界の一としていましむ、臨臥《りんが》に漱《くちすす》ぎ口を閉《とじ》て寝声を発して語《かたる》べからず、膝を屈め左右の脚等《ひとし》からず長短あらしめ、側臥《そくが》するを獅《し》子臥《が》と云《いう》、心《こころまず》先眠り目後《のち》に睡《ねぶ》る、常に薬枕を用ゆべし、菊花《きくか》枕は脳を傷《やぶ》る、用ゆべからず

とある。就寝前には口を漱ぎ、口を閉じ、寝方は横向きで左右の膝を均等でなく曲げて寝るわけである。「獅子臥」とは四足動物の寝方であり理想の寝相とされた。神仙術では、横向きに寝ることを常としていたようである。口を開け大の字になって寝ることは必ずしもよい寝方とはされなかった。また、「薬枕」とは枕の中身を薬効あるものにした枕で、そばがら、小豆などがよく用いられた。「心先眠り目後に睡る」とは、意識が先に眠り、感覚が後に睡眠状態に入ることをさしているといえ、睡眠の生理学でいわれる「レム睡眠」（浅い眠りで眼球運動などが残存している睡眠状態）と「ノンレム睡眠」（深い眠り）の区分を知っていたかのような記載である。

夢もまた養生論の守備範囲であった。天保十二年（一八四二）に、伊予の医師水野澤斎が著わした『養生弁』前篇の中には「夢之弁」がある。

一　諺にも夢は五臓の煩ひといへば夜を重ね多く夢を見るは病発の芽と思ひ身を慎みて養生すべし

夢は魂寝入らずして眼まづ寝入ゆゑなり、又夜の明《あけ》がたに見る夢は眠いまだ覚《さめ》ずして魂魄《こんぱく》まづ

覚るゆゑなり

これも、睡眠が二相に分かれることを知っていたとおぼしき記述であるし、何となく肯けるような経験がどなたにもあるだろう。また、肺が病んでいる時には金物の夢を見、心臓病む時は火、脾臓病む時は木、腎臓病む時は水の夢を見るとある。これは、まさに陰陽五行説による五臓の五行配当そのままである。

さて、あなたが今朝見た夢は酒の海に溺れる夢か、煙草の紫煙に巻かれる夢か。「病発の芽と思ひ身を慎みて養生すべし」である。

第七章　文化の中で生きる

レクリエーションと健康

春から夏また秋の盛りにかけては、行楽シーズンである。海へ山へ、あるいは古都へ、果ては国外へと旅行へ出かける。また、桜の季節は花見、月の頃は月見、さらに送別会、歓迎会と称して寄り集まっては飲み、かつ食べる。

よく知られているように、民俗学では、人間生活を「ハレ」と「ケ」に分ける。「ケ」は毎日の日常的な生活のことであり、「ハレ」は日常からの離脱、つまりいつもとは少し違った生活を送ることである。人間の生活が「ハレ」と「ケ」にすっぱりと分けられるわけではないだろうが、われわれの生活の中に、時折いつもと違うできごとが差しはさまれることで、生活に「減張《めりはり》」が出てきて、日常的な部分が豊かになってくる。

最近では「レクリエーション」という言葉も耳新しくはなくなったが、「再び創造」するとの意味に、民俗学でいう「ハレ」と一脈通じるものがあることは興味深い。

「ハレ」の世界にしろ「レクリエーション」の活動にしろ、普段の生活とは異なったものであるから、からだの方は疲れることが多い。けれども、日常から解放された精神は生き生きと躍動している。そこで、日常生活でつくられた憂鬱や不満を解消するわけである。

江戸時代でも、十九世紀に入ると、庶民の生活にもわずかながらゆとりができはじめる。とくに文化・文政期は「爛熟文化」と称されてきたように、人間の本質的な欲求が比較的ストレートに表現された文化が浸透しはじめる。ことに、十七世紀の元禄時代の文化と比べて特徴的なのは、文学や絵画・音曲・芝居など、他人が書いたり演じたりするものを「見る」文化から、湯治・参詣巡拝・旅行・外遊び・食べ歩き・舟遊びなど「自分自身で行動する」文化へと、文化内容が拡がっていったことである。

もちろん、古代や中世、あるいは近世期のはじめにも、農村には「田楽」、都邑には「かぶき踊り」など庶民自ら演じる文化はあったけれども、庶民が自分の財を消費するような文化を身につけてきたことは、庶民生活に多少の余裕が出てきたことのあらわれと言えよう。

養生論の内容も、こうした流れの中で、江戸庶民のレクリエーションについて触れるようになってくる。江戸の庶民のレクリエーションといっても、当然「レクリエーション」という考え方があったわけではない。ただ、「憂さ晴らし」「憂さ慰み」という考え方は、平安の頃からあった。これも日常の生活から生じた「物憂さ」を解消するという意味とすれば、レクリエーションに通ずるものはある。この意味では「気散じ」も同様である。だが、あまり過ぎると「道楽」と呼ばれ、「身持ちが悪い」「自堕落」と評されてしまう。

江戸時代の養生論の中で、「気散じ」といえば、まずは「詠歌舞踏」である。貝原益軒『養生訓』には、

古人は詠歌《えいか》・舞踏《ぶとう》して血脉《けつみやく》を養なふ。詠歌はうたふ也。皆心を和らげ、身をうごかし、気をめぐらし、体をやしなふ。養生の道なり

とある。「詠歌」とは和歌もしくは漢詩の朗詠から里謡の歌唱までさまざまである。ここにある「舞踏」がどんな動きをするものであったかは定かではないが、おそらく能や曲舞のなど舞に倣ったものであったのだろう。

また近世の中頃に、農民・商人を中心にして広まった「石門心学」の流れを汲んだ文化十一年（一八一四）の大口《おおぐち》子容《しよう》『心学《しんがく》寿草《ことぶきぐさ》』には、

凡《およそ》人は、声の変る時分より、二十計《ばかり》三十までも、家業の余力もあらば、其《その》身分相応の芸をいとなみて、必《かならず》徒居《ただい》すべからず、人は暇にて徒居すれば、必妄念《もうねん》生じやすし、されば孔子も、博奕《ばくえき》をするは、徒居に勝りとのたまへり、最この博奕は、今時の博奕にあらず、囲碁の類《たぐい》なる

べし（およそ人は声変わりするころから二十代、三十代の頃まで仕事に余裕があれば身分相応の芸事をたしなんで、決して漫然としていてはいけない、人は暇で漫然としていると必ず妄念を生じるものだ、孔子も勝負事をするのは漫然とするに勝るといっている、ただしこの勝負事とはいまでいう博打ではなく囲碁のことである）

また次のようにもいう。

また折々庭に遊びて、土をなやめば、養生の便りに最よろし、古人は詠歌舞踏して、血脈を養ひたまへり、詠歌はうたふなり、舞踏は、手のまひ足のふむ事なり、斯《かく》のごとく、心和平にして身を動し、気をめぐらし、体を養ふは、是養生の道なり

さらに時々庭に出て土をいじるのは養生によいとする。また、益軒からの引用と思しき「詠歌舞踏」の薦めも記されている。さしずめガーデンニングにカラオケ、ダンスといったところか。囲碁に庭いじり、そして「詠歌舞踏」と、いかにも風雅なレクリエーションが薦められている。

だが、益軒の『養生訓』や『心学寿草』に挙げられたことだけが、江戸時代の人々のレクリエーションであったわけではない。現代ほどたびたびではなかったにせよ、「長屋の花見」よろしく寄り集まっては飲み食べ、また祭りの際には、倒れるほどに踊り、また飲んで喰ったはずである。

文化年間後半の武陽隠士《ぶよういんし》『世事見聞録《せじけんぶんろく》』や天保年間前半の寺門静軒《てらかどじょうけん》『江戸繁昌記《えどはんじょうき》』は、江戸時代後期の都市に住む町人や近郊農民の生活を活写した資料としてたびたび引かれるが、それらに

は、江戸後期の膨れ上がる都市の巷で、時には生業を忘れるほどの「憂さ晴らし」に興じていたことが書かれている。

百万人都市として栄えた江戸も、裏へ入れば飢饉にあえいで疲れた流入民であふれていた。死にはせぬが、希望に乏しい世の中、せめて束の間の憂さ晴らしも無理はなかろう。

温泉への誘い

江戸時代の後半に庶民の間ではやった遊興に、温泉に行くことがある。当時は単に行楽のための温泉行は稀で、大部分は疾病治療や静養のための「湯治」が主体であった。

日本では兵庫の有馬温泉が最古の温泉とされているが、日本は火山国であるから、現在では、全国各所に温泉が発見されて宿泊施設ができて、温泉に行くのかホテルに行って宴会をするのかわからなくなっているほど温泉利用が盛んである。最近では「秘湯巡り」と称して、山里の人知れぬ温泉を探して入湯することがはやっているが、美女の艶かしい裸身を放映して、郷土の珍味佳肴まで見せてしまっては、いったいどこが「秘湯」なのかと思う。

けれども「宝のもちぐされ」はせぬようにということなのか、日本人は無類の温泉好きである。いずれにしても日本の温泉は湧出量、泉質の多様さ、利用のしやすさの諸点からみても世界一であることは言をまたない。

日本の温泉の多くには「開湯伝説」とよばれる伝説が残っている。これはそれぞれの温泉がどのように経緯で発見され、人々に周知されたかについて物語られている説話である。開湯伝説にいう温泉の発見者は動物（鶴、白鷺、鹿、猿など）、僧侶、武将、妖怪などがよく知られている。例えば長野県の鹿教湯《かけゆ》温泉は文字通り鹿の入湯によって発見された温泉とされているし、日本各地に空海を発見者とする温泉がある。山梨県、長野県には武田信玄の隠し湯と称する温泉は多い。総じていえば開湯伝説には一種のアニミズム（汎神論）に通じる要素がある。

一方、日本人の風呂好きは、神道における「禊《みそぎ》」や「斎戒沐浴《さいかいもくよく》」の影響、あるいは仏教における洗浴《せんよく》の慣行に由来するといわれる。古くから「千人風呂縁起《せんにんぶろえんぎ》」として知られる、光明皇后が俗人に施浴しその垢を流している時に癩者があらわれたのでその膿汁を吸い取ったところその癩者は仏に変わり昇天したとする逸話は仏教における入湯洗浴の重要性を示している。当時の大きな寺院には「浴堂」が設けられ、庶民に施浴した。なお、「風呂」は現在の蒸し風呂をさし、温水浴は単に「湯」と称した。

古代から中世にかけて、大身《たいしん》の公家を除けば自邸に浴室をもつことはなく、浴室をもった屋敷で「もらい湯」する慣習であった。一般庶民の入浴は施浴《せよく》が唯一といってもよい機会であった。鎌倉時代には施浴が盛んに行われた。かたや平安時代末期から鎌倉時代には「湯屋《ゆや》」とよばれるサービス業としての浴場があらわれる。そこで入湯客の世話をした下女を「湯女《ゆな》」とよぶようになった。

湯女はやがて浴後の酒宴に侍るようになった。

江戸時代になると江戸に「湯屋」といわれる大衆浴場が営業されるようになった。いわゆる「銭湯」である。江戸に銭湯を開いた人物は伊勢の与市という人物であり、天正十九年（一五九一）に銭瓶橋《ぜにがめ》（現在の一石橋）の付近に「せんとう風呂」一つを設けたとされる。風呂は蒸し風呂、湯銭は永楽銭一枚であったという。（渡辺信一郎『江戸の女たちの湯浴み』）

このような湯屋の出現によって、町人も日常的に風呂に入るようになった。十七世紀中頃になると「丹前風呂《たんぜんぶろ》」とよばれる「湯女」をおき、酒食を供する湯屋ができた。時に湯女は客と閨をともにしたという。なお、「丹前風呂」の名の由来は、堀丹後守の屋敷前の湯屋から発祥したからであると伝えられる。

江戸時代の養生論にも、温泉について書いた部分は少なくない。早くは慶長四年（一五九九）の曲直瀬玄朔《まなせげんさく》『延寿撮要《えんじゅさつよう》』に温泉に関する記述があるし、貝原益軒も正徳元年（一七一一）に『有馬《ありま》山温泉記《やまおんせんき》』を著している。これは必ずしも温泉における養生法を詳しく論じた著作ではないが、益軒が温泉に関心を寄せ、温泉の効用を認めていたことが窺われる。さらに、後にも触れる八隅景山《やすみけいざん》が文化七年（一八一〇）に著した『旅行用心集《りょこうようじんしゅう》』には「諸国温泉」として五畿七道の諸泉がその効能とともに解説されている。その数およそ二九二と記されている。また、文化九年（一八一二）の浅井南皐《あざいなんこう》『養生録《ようじょうろく》』には「湯治篇《とうじへん》」という篇があり、温泉とは何かから、温泉の効用まで、細かく説明されている。

日本国中に温泉の出る所凡《およ》そ二百二三十所もあるなり、中華の大国に比してははるかに多くして、且《かつ》名湯も多ければ外国の温泉よりは勝れたりとしるべし

とあるのは、日本の温泉の良質さの「自慢」である。南皐はその理由を次のように述べている。

愚按するに、金銀硫黄明礬《みょうばん》の類は万国に勝れて日本を上品とする事華人も論せり、自然と名湯も多くあるべきの理《ことわり》ならんか

つまり、日本の砿物の良質さに原因があるというわけである。

ちなみに、江戸中期には「実学」と呼ばれる学問が興隆した。日用の実践に役立つ学という意味である。もともとは、空理空論にはしった朱子学を批判する立場にあった儒学をさしたのであるが、そのうちに日常の生活に関わる学問をいうようになった。天文学・数学・博物学・地理学・測量学などが日本人の手によって、驚くべき努力のもとで次第に目ざましい成果をあげはじめたのである。

養生論と関わりの深いところでは、「本草学《ほんぞうがく》」と呼ばれた博物学が発達した。本草学といえば貝原益軒の『大和本草《やまとほんぞう》』が有名であるが、それより五年ほど前の宝永元年（一七〇四）に稲生若水《いのうじゃくすい》によって編纂された『庶物類纂《しょぶつるいさん》』は、若水によって三百六十二巻、彼の没後は、弟子の丹羽正伯《にわしょうはく》によって増修され、千巻に達した近世博物学の古典である。

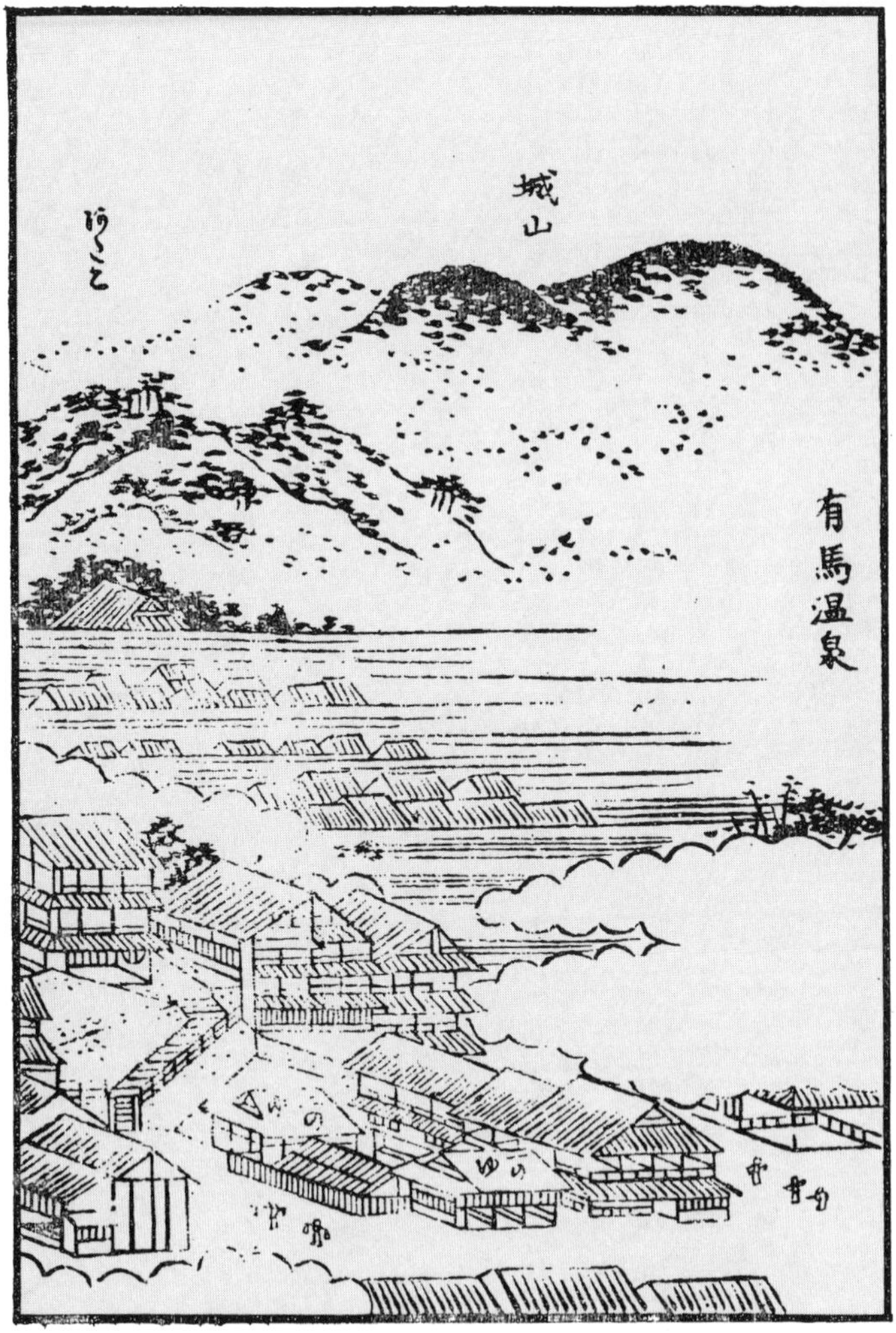

図15　八隅景山『旅行用心集』から「有馬温泉」の図

こうした本草学の発展によって、養生論に盛り込まれる内容も豊富になってきた。浅井南皐の場合も、温泉のできる仕組みについて、

稲若水（稲生若水）翁の説に凡《およ》そ地中に水脈《すいみゃく》と火脈《かみゃく》との二すじありて其《その》地中伏火《ふくか》のあるすじと伏水のすじと行あひたる所にあへばかならず温泉をなすといへり

と、地中に水脈と火の脈との二筋があって、火の脈と水脈の交差するところには必ず温泉が生成すると考える稲生若水の説に拠っている。おそらく「金銀硫黄明礬云々……」もこうした本草学の知識を活用したものであったろう。

では、江戸時代にはどんな温泉が有名だったのだろうか『養生録』には次のようにある。

温泉所々にありといへども、先は但馬《たじま》の城崎《きのさき》の新湯《あらゆ》を至極天下第一の名湯とす、新湯とは一の湯二の湯の事なり、摂州有馬作州の湯原其次なり、紀州の本宮、同じく龍神、上野の草津、加賀の山中、相州の箱根、予州の道後などは同じ位の湯なり

城崎温泉を第一等とし、次いで有馬温泉、湯原温泉、さらに同着で本宮温泉、龍神温泉、草津温泉、山中温泉、箱根温泉、道後温泉が並ぶ。現在も観光客が目ざしていく温泉が、すでに江戸時代の後半期には有名になっていたことがよくわかる。なお、この優劣は識者によって異なっていたことはいうまでもない。

温泉の効能についてはどう理解されていたか。『養生録』には、

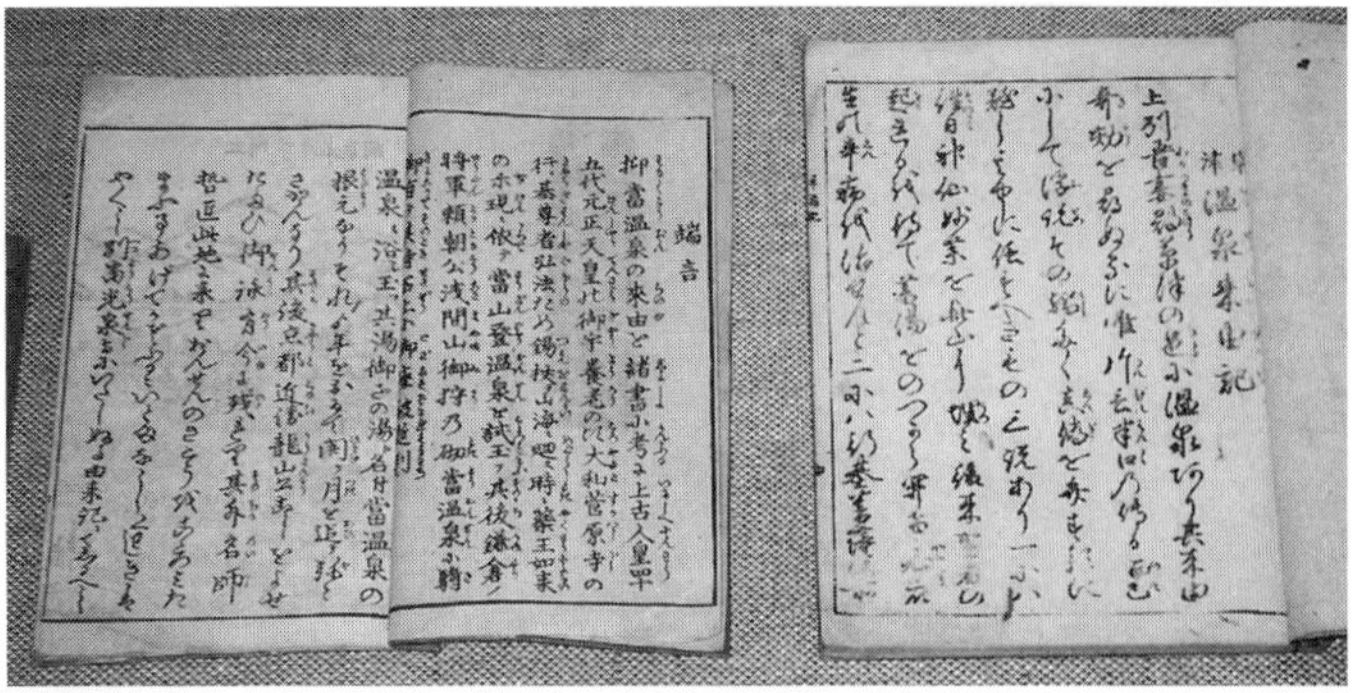

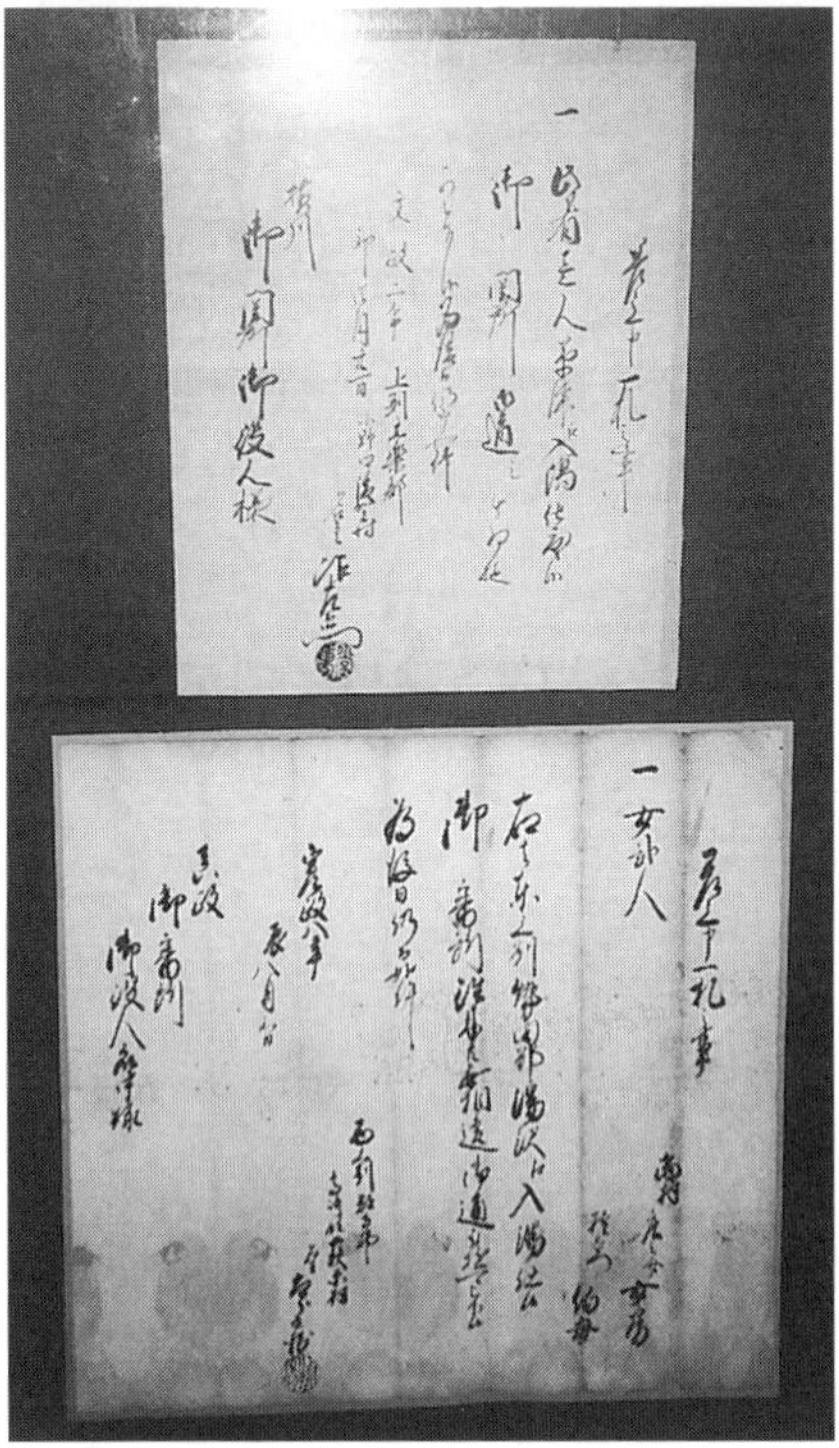

図16　「草津温泉由来記」（上右）「草津温泉入湯案内記」（左上）「草津（上左）・湯の沢（左下）温泉入湯手形」（伊香保温泉資料館）

一按ずるに惣じて病のあらたなる類《たぐい》は薬功にて療ずるにしくなし病久しくなりて薬力《やくりき》針灸も及びかたき痼疾《こしつ》にいたりしては温泉に浴するにしくはなし（考えるに総じて病のかかりはじめは薬によって治療するにこしたことはない、病気が慢性化して薬や鍼灸もなかなか効かなくなった慢性病になってしまったら温泉に入湯するにこしたことはない）

とある。「痼疾」、いわゆる「慢性疾患」に適しているとされていた。適応症は皮膚病・痔疾・婦人病・打撲・外傷・花柳病が挙げられている。また、草津温泉は古来より「癩風《らいふう》」すなわちハンセン病への著効が知られ、治療のために多くの患者が訪れたといわれる。

また、天保十三年（一八四二）の水野澤齋『養生辨』には、

一凡《およそ》温泉に浴せんとなれば先《まず》薬湯に一廻りほど浴《あび》て其当否を試むべし、不適症は逆上して眼に脂を生じ又は眩暈《めまい》し心下痞《つか》へ飲食不進《すすまず》小便少《すくな》し、……また薬湯に浴《あび》て胸腹開豁《かいかつ》頻《しきり》に飢《うえ》てよく食し大便快利小便清利する者は湯の応ずる也、遠路を厭《いと》はず温泉に浴すべし験を得る事疑なし

とある。一口に温泉と言っても、人の体質に合う良質と合わぬ泉質があるとしている。入湯してみて腹が減り、よく食べられ大小便の通じがよい場合がその泉質が合ったと考えてよいとされている。

なお、温泉への入湯法も江戸時代中期ごろにはすでに慣行化されていた。通常、温泉への入湯は

七日を一つの周期として行われた。湯治の初日には一日に一度、二日目には二度、三日目は三度、四日目は昼夜各二回の計四度、五日目からは回数を一回ずつ減じて昼二回と夜一回の三度、六日目には昼夜各一回の二度、最終日の七日目には初日と同様に一度と入浴の回数はほぼ決められていた。草津温泉では有名な「時間湯」があり、「湯長《ゆちょう》」の指示により、かなり高温の湯に入湯し、発汗とともに病毒を体外に排泄することをめざした。

また、湯治中には鯨飲馬食を慎み、大言や放歌、過浴、うたた寝、灸、性交、同じ浴衣を長く着ることなどが戒められた。さらに、長雨や暴風、日食や月食など天候と入浴の関係も細かく決められていた。このような訓戒を「浴禁」とよび、湯治の際には各湯治場において客に周知された。したがって、温泉地には「湯治宿」が設けられ、逗留しながら湯治にいそしんだのである。

そこで湯治場には「貸本屋」がある場合が多かった。湯治宿に荷を担っては、湯治客に本を貸したのである。想像の域をでるものではないが、養生論もこうした場で読まれたことであろう。

江戸「旅心得」

温泉とともに文化・文政期の庶民の間にはやったのが「旅行」である。「旅行」と言っても今のように新幹線で日本を縦断し、飛行機で海を渡れるわけではない。まず自分の足が頼りであるし、無事に道中を終えられるかさえ定かでなかった。漂泊の旅の達人、松尾芭蕉でさえ、『奥の細道』

では、奥州行きを「前途三千里の思い」と慨嘆しているほどである。だから、一口に旅と言っても、庶民にとっては命がけであった。

江戸後期の庶民にとって憧れの旅行地は、東北では日本三景の一つ松島、関東では鹿島・香取両神宮、木曽路では善光寺、東海道では京・大坂、そして伊勢神宮などであった。いずこも当時は生半可な覚悟で行けるところではなかった。もっとも、江戸ではもう少し手近な名所として、古都鎌倉、そして日光があった。どこへ行くにしても、現代のわれわれとは比べものにならぬほど、旅行での出来事に注意を怠らなかったのである。

そこで、庶民の旅行の助けになるような養生論が著される。それがさきにみた、文化七年（一八一〇）に八隅景山（盧菴《ろあん》）が著した『旅行用心集』である。八隅景山は江戸の小説著述家で医学にも造詣が深く、文政八年（一八二五）には既に触れた『養生一言草』を著した。『旅行用心集』は、言わば「旅行よろず心得集」であり、旅に関する諸々の注意が記されているが、「一　船に酔たる時の妙方」「一　駕籠に酔さる方」「一　落馬したる時の方」「一　道中にて草臥を直す秘伝并奇方」など健康についての諸項目が多く、旅行時の養生法を説いたものでもあった。

まず景山は、同書の「自序」では、当時の江戸庶民の旅の様子を描き出している。

殊《こと》に首途《かどで》の日は親族朋友の徒、其所の町はつれまて送行《おくりゆき》、酒宴を催し、旅中の心得にもと思ふことを面々親切に心付《こころづけ》る類は各《おのおの》皆実意《じつい》にて、脇眼《わきめ》よりも羨敷《うらやましき》もの也景山の説くところによれば、誰かが旅立ちをするとなれば、親族や朋友が町はずれまで出て酒宴を張り、旅立ちの心得や送別の言葉などをそれぞれ親切に話しかけるという。

また、次のようにもいう。

　扨《さて》旅行する人、発足の日より嗜《たしな》むべきは、譬《たとい》家来ある人なりとも股引《またひき》、草鞋《わらじ》等迄も自ら着し、朝夕の喰事等も心に叶ぬことを堪忍して喰ふことを、面々の能修行成《よきしゅぎょうなり》と知《しる》へし

また、旅行をしはじめたらば、たとえ家来がいても自分の装束は自分で整え、朝夕の食事さえ食べられるとは限らないと堪忍するべきとする。旅行をし慣れた現代人にとっては、耳の痛いことではある。ともすれば用意された旅行プランの上に乗っかって、勤めにでも行くように旅行をしているわれわれに、自分の知らぬ土地に行くことの重大さがひしひしと伝わってくるくだりであると思うのは、筆者だけだろうか。

具体的な用心についてはさらに現実的である。その総論ともいうべき「道中用心六十一ヶ条」は今の世に通ずる貴重な示唆に富んでいる。例えば、「一　道中所持すべき物、懐中物の外成丈《ほかなるたけ》事少《すくな》にすへし、品数多ければ失念物《しつねんぶつ》等有て、却而《かえって》煩《わずら》はしきものなり」と、所持品を少なめにすることを薦め、「一　旅宿は定宿は勿論、其道筋初而《はじめて》にて不案内ならば、成丈家作のよき賑かなる泊屋《とまりや》へ泊るへし、少々価高直《あたいこうじき》にてもそれたけの益有也《えきあるなり》」と、宿はできればよい構えの宿を選ぶことを論すなど、旅行に関する事項全般につき、微に入り、細にわたって論じている。

また、「一　船に酔たる時の妙方」では、子どもの小便を飲む、乗船時にその川の水を一口飲む、あるいは強い酢、梅干し、大根のしぼり汁がよいとされている。「一　駕籠に酔さる方」では駕籠の戸を開けて乗る、熱湯に生姜のしぼり汁を入れて飲むなどが挙げられている。

　このように、『旅行用心集』は旅行についての諸事を実に詳らかにしており、紹介しておきたいことが多いのだが、同書の全容を「旅行教訓歌」としてまとめている。景山は「教訓歌」の形式が得意で、『養生一言草』でも活用している。『旅行用心集』から数首を取り出して見よう。

　　道中は自由にせんと思ふまし《じ》　ふ自由せんとすれは自ゆふぞ

とかく、旅先では気ままに振る舞いたくなる気持ちをあらかじめ戒めている。

　　長たびの道具はとかく少きを　よしと定めよおほきのはうき（憂き）

この点は、さきに触れたので再言は要しまい。

　　早く立はやくとまるといふ人は　旅にて難はなきとしるべし

旅先では常に早め早めに行動することが大切であり、時間の余裕をもって計画を立てることは古今を通じた鉄則のようである。

　　それぞれに所の風土を味《あじわ》ひて　くへは悪敷《あしき》ものもけつかう

俗に「名物にうまい物なし」というが、その土地の人の気分になって食せば悪い味と思う物でも何とか食べられるということか。

宿とりて一に方角二雪隠《せっちん》　三に戸じまり四には火のもと

これは、旅における安全管理の原則である。方角を知ることは吉方凶方の選択のみならず火災や変事などの際の備えとしても重要であった。以下の三首はことさら解説も不要であろう。

道中《で》てみへ（見栄）かさ《ざ》りする人達は　必ずなんにあふといふへし

ものいひを旅てはことに和らけよ　利屈かましくこわたかにすな

はらのたつことをも旅はこらへつつ　いふへきことはのちにことわれ

ひとつひとつがわれわれの旅の有様を思い返させ、反省を迫るものである。だが、次のような歌も詠まれている。最後に紹介しておこう。

定めえし旅たつ日とり吉悪《よしあし》は　思ひ立日《たつひ》を吉日とせむ

第八章　性は世につれ

性は神代の昔から

ここにその妹《いも》伊邪那美命《いざなみのみこと》に問いたまはく、「汝《な》が身は如何《いかに》か成れる」ととひたまへば、「吾《あ》が身は、成り成りて成り合はざる処一処《ところひとところ》あり」と答へたまひき。ここに伊邪那岐命《いざなきのみことの》詔りたまはく、「我《わ》が身は、成り成りて成り余れる処一処あり。故《かれ》、この吾《あ》が身の成り余れる処をもちて、汝が身の成り合はざる処にさし塞《ふた》ぎて、国土《くに》を生み成さむと以為《おも》ふ。生むこと奈何《いかに》」とのりたまへば、伊邪那美命、「然善《しかよ》けむ」と答へたまひき。

これは、稗田阿礼《ひえだのあれ》の誦《よ》むところを太安万侶《おおのやすまろ》が採録した『古事記』の中の「国生み」の一節である。「成り成りて成り余れる処」、つまり男性器を、「成り成りて成り合はざる処」、すなわち女性器にさし入れて塞ぐことによって国をつくろうというくだりである。

ちなみに、最初の性交は伊邪那美命が先に色気を出したために「よい子」が生まれず、二度目に伊邪那岐命から色気を出して性交して、淡路島を生み、次に四国を生むことになる。『古事記』が古代人の心性を表現しているとすれば、古代人は性に対して非常にストレートに対応したようである。性に関わる愛情表現にしても、性交にしてもである。それにもまして、性は古代人にとって、収穫や創造の思いを託すものであった。

もちろん、性にはそれだけではなく、略奪婚や戦乱の際の凌辱など、悲しい暴力がついて回ることもあったに違いない。だが一方で、性欲は食欲とともに人間の生命を支え、続けていくエネルギーである。異性との情感豊かな心身の交流は、人間の生活に張りを与え、希望を生み出す。だから、古人は性については格別の注意を払っていた。

性は人間のこころとからだの営みであるが、どちらかといえば古人が説いた性についての心得は、からだの性に関してであった。

養生論の母体であった道教に伝わった神仙術では、性に関することがらは、「房中」と総称された。「房」は「閨房」のことである。神仙術の聖典とも言うべき葛洪の『抱朴子』が著わされた頃（三一七）には、房中術を主とする神仙術の流派十余家、口訣（口伝）数千言に及んだという。

房中術に関する文献も夥しい数にのぼったが、わが国の医書に引用されて著名なものは、沖和子《ちゅうわし》（張鼎《ちょうてい》）撰『玉房《ぎょくぼう》秘決《ひけつ》』や葉徳輝《しょうとくき》輯『素女経《そじょけい》』である。これらの文献からの多くの引用によって、

『医心方』巻二十八「房内《ぼうない》」篇が成っている。

これらの文献には、具体的な性交の際の技法が細々と述べられている。たとえば『医心方』房内篇の「五徴第七」には、

玉房秘決に云う、黄帝曰く、何を以て女の快を知るや、素女曰く、五徴、五欲あり、また十動あり、以て其変を観て、其故を知る

とある。「素女」は、いうまでもなく『素女経』をさす。

五徴とは、女性の性感の充足を測る反応であり、上気して顔面が熱くなったら唇を吸うとか、乳房が固くなり鼻に汗が出るようだと抱擁するなど、かなり具体的な目安である。

道教系の養生法が奈良・平安時代に大陸から伝来した際に、これら房中術もわが国に伝えられたのだが、日本では、中国ほどに房中術が盛んになった形跡はない。もちろん『源氏物語』でもわかるように、好色な宮廷貴族は多かったろうから、口伝数千言ではないが、口から口へと伝えられたことも少なくなかっただろうが、少なくとも日本の養生論の中では『玉房秘決』ばりのテクニカルな記載は減っていく。

寿命を短くするものなり

近世期は養生論の盛んな時期であるが、この頃の養生論になると、性交に関しては次第に消極的

になってくる。たとえば、慶長四年（一五九九）に後世派医学（陰陽五行説に基づいた理論重視の医学派）の泰斗曲直瀬玄朔《まなせげんさく》が著わした『延寿撮要《えんじゅさつよう》』には次のようにある。

しかるに養生の道、いろいろ云ば千言万句、約していへば、唯これ三事のみ、養神気、遠色慾、節飲食也、此事簡易なれども、人これをきかず、もし聞人あれども其身に行ふことなし

つまり、色欲は遠ざけられるべきものとされた。近世期の養生論は、古代や中世の養生論と異なり、道教よりも儒教、とりわけ朱子学の影響が強くなる。儒教は人間の快楽を物質的・肉体的なものよりも、精神的・道徳的なものに求めた。だから、性の快楽を追求することは、儒教の本旨に沿うものではなかった。

江戸時代屈指の儒学者であった貝原益軒『養生訓』は、さらに禁欲的である。同書の巻第四「飲食下」の最後の項は「慎色慾」となっている。益軒はまず、

血気さかんなるにまかせ、色慾をほしいままにすれば、必先、礼法をそむき、法外を行ひ、恥辱を取て、面目をうしなふ事あり

と述べ、好色に過ぎることは、恥をかき、面目を失墜することの元であるとしている。「人ごとではない」と思われる方がいないことを祈る。さらにその後に「況精気をついやし、元気をへらすは、寿命をみぢかくする本なり」と追い討ちがかけられる。その詳しく説くに、

年若き時より、男女の欲ふかくして、精気を多くへらしたる人は、生付《うまれつき》さかんなれ共、下部

の元気すくなくなり、五臓の根本よはくして、必短命なり、つつしむべし、飲食男女は人の大欲なり、恣になりやすき故、此二事、尤《もっとも》かたく慎むべし

とある。つまり、性交によって内臓の気（益軒は特に『黄帝内経』素問を引いて「腎気《じんき》」を挙げている）を減らすのを、極力避けるというわけである。

しかし、ただ「慎む」とは言っても、まったく性交をしないということになると、これは非常に難しい。では、どれくらいの割合での性交なら許容されたのであろうか。益軒は、孫思邈の『備急千金要方』に従って次のように述べる。

人、生二十者《もの》は四日に一たび泄《もら》す、三十者は八日に一たび泄す、四十者は十六日に一泄す、五十者は二十日に一泄す、六十者精をとぢてもらさず、もし体力さかんならば、一月に一たび泄す、気力すぐれて盛なる人、慾念をおさへ、こらへて、久しく泄さざれば、腫物を生ず、六十を過て、慾念おこらずば、とぢてもらすべからず、わかくさかんなる人も、もしよく忍んで、一月に二度もらして、慾念おこらずば、長生なるべし

性交の回数だけで寿命の長短を決められてはたまらないが、要するに少ないに越したことはないようである。さらに、以上の基準は「平人《へいじん》の大法」であり、虚弱な人はもっと性交の回数は減らす方がよいとされている。

おもしろきたのしき筈なり

益軒によって、健康・長寿のために遠ざけられた性は、文化・文政期になると徐々に養生論の世界でも解放されはじめる。とはいっても、文政九年（一八二六）の久保謙亭『養生論』のように、

飲食男女は人の大慾といへば、ほしひまゝになりやすき故、尤堅く慎むべし、年四十過ては、殊更に慎を加ふべし

と、益軒とほぼ同じことを主張したものもあったが、たとえば、文化九年（一八一二）の本井子承《もといししょう》『長命衛生論《ちょうめいえいせいろん》』には次のようにある。

色慾は甚おもしろきものにして、天地の中生あるもの是を不好《このまざる》はなし、其筈なることは、夫婦陰陽の気、合体して形をのこし、子孫をつゞけるほどの事なれば、至《いたり》て大切の事にて、あだなる事にてはなし、おもしろきたのしき筈なり、然るをそこつに心得、おもしろきにまかせ、慎こらへる事なく、ほしひままにする時は、身をほろぼすもとひと成《なる》

色欲をほしいままにすることを戒め、慎みこらえることを推めている点では益軒的であるが、男女の性的関係を「おもしろきもの」「たのしき筈」としているのは、益軒の頃とは大きな違いがある。

また、文政十年（一八二七）に美作津山の医師河合元碩《かわいげんせき》が著わした『養生随筆《ようじょうずいひつ》』では、

男は女を以て養ひ女は男を以て養ふ、敷島《しきしま》の道もつはら恋を詠ずるや、源氏の巻に男女の精を

尽するや、兼好か色好まざらん男は玉の盃の底無《そこなき》こゝちぞと云《いえ》るや、男女相恋ふの情は固《もとより》天地の情にて唯人のみ然るには非す

として、男女の性愛を肯定的にみている。だから、養生の実践においても、

天子諸侯大夫士庶人、其身其家其国の分限に応して、或は元妃妾媵を具し、或は側室を置《おき》、おのおの己が分限に応しよく其節を守ときは、其是《それこれ》を以て能《よく》其家を嗣《つぎ》、能《よく》其身を養、能其生涯を楽《たのしみ》、能《よく》其寿《じゅ》を保つ

としているのである。「節」さえ守れば、男女の性交は家を繋ぎ、身を養い、生涯を楽しみ、長寿を保つといっているわけである。

元碩に限らず、道教系養生法の房中術の中には「房中補益」という考え方があった。これは『備急千金要方』に詳しく説かれているが、要するに、中高年者が衰えはじめた生命力を若い女性と交わることによって補おうというものである。ただ、表現に抽象的な部分が多く、益軒が指摘しているように、後世においてしばしば誤って理解された。

文化・文政期の養生論には、性の解放についての大きな流れの変わり目が映し出されている。天保三年（一八三二）の松本遊齋『養生主論』には「夫《それ》男女和合は子孫相続の基ひにして更淫《こういん》たる事にあらず」とあるし、天保十三年（一八四二）の水野澤齋『養生弁』にも「飲くひも色も浮世の人の慾程《ほど》よくするが養生の道」と詠んだ歌が載っている。

養生論における性の見方が、文化・文政期に変わりはじめたのは、儒教の中に、朱子学のような「情」よりも「義」「理」などの概念を重んじ、即物的なものよりも精神的なものに重きを置いた考え方だけでなく、古学のような「天道」と「人事」を分けて考え、人の欲望を肯定的にとらえ、自然なあり方を求める考え方があらわれ、次第に力をもってきたことに影響を受けている。

それとともに、為永春水《ためながしゅんすい》の『春色梅児誉美《しゅんしょくうめごよみ》』に代表されるような、「人情本」と呼ばれる読み物が読まれるようになる。これは水野忠邦《みずのただくに》の「天保改革」で弾圧されてしまうが、そうした動きも、江戸庶民の性の目覚めを促したのである。

笠森地蔵

だが、江戸時代の人々も、性が解放的になってきたからと言って、調子に乗るわけにもいかなかった。彼らには放縦な性生活の代償が厳然としてあった。

それは「梅毒」である。梅毒は、西半球の島々の風土病であったようである。それをコロンブス一行が、ハイチ島に立ち寄ってヨーロッパにもち帰った。一四九三年のことである。そして、その二年後にはイタリアで大流行し、以後一年刻みにヨーロッパの各国を侵していった。ロシアにまで達した一四九八、九年頃にはインドに運ばれ、東南アジア地域に浸透し、十六世妃には中国（明）に伝わる（立川昭二『病気の社会史』）。その間、二十年に満たない。恐ろしく早い。

日本に入ってきたのも中国と大差ない。竹田秀慶《たけだしゅうけい》の『月海録《げっかいろく》』には、永正九年（一五一二）にこの病気の流行があったと記されているという。鉄砲伝来の三十一年前のことである。こうしたすさまじい早さの伝染の源は、戦争と貿易による凌辱や売娼との交渉であった。

日本では、梅毒のことを中国から入ってきたために「唐瘡」「楊梅瘡」と称した。ちなみに中国本土では「広東瘡」などともいった

わが国でこの病が猖獗を極めたのは、戦国時代から江戸時代初頭であるが、近世期を通じて、梅毒は関心をもっとも集めた病の一つであった。

近世にはすでに、梅毒が伝染によることが知られていた。小川顕道《おがわけんどう》が文政十年（一八二七）に著わした『民家養生訓《みんかようじょうくん》』には、

袁了凡《えんりょうぼん》が痘疹全書《とうしんぜんしょ》に、楊梅瘡は近世広東より伝染しきたる、ゆえに広東瘡となづくと見えたり。……今我邦のごとく盛世にて、人民飲色女色にふけりしにより、此病も多くありしなり、泰平長久の世に時行病なるべし。頗《すこぶ》るによりたることとなり

とある。すでに伝染病であることがわかっていたわけである。

また、水野澤齋『養生弁』でも、「一　黴毒《ばいどく》に三つの病因あり、即《すなわち》胎毒《たいどく》食毒伝染是なり」と梅毒の原因を分類し、「一　第三伝染とは此病伝染《うつら》ずして煩《わずらう》者《もの》至りて稀なり」「伝染の麴母《きくも》は素人の女になくして売婦にあり」と、売春が梅毒伝染の温床であることを指摘している。この指摘は、当時

の医師も病因の分析につき端倪すべからざるところがあったことを示している。

多くの病気の原因がはっきりとわかっていなかった時代に、梅毒が伝染であると認めたのは驚くべきことであるが、逆にそれがはっきりとわかるまでに、江戸時代の人々の間に梅毒が浸透していたことも無視できまい。

それゆえに、治療についても諸説あって、難治中の難治であった。『民家養生訓』の著者小川顕道が、文化・文政期に先立つこと約三十年の安永二年（一七七三）に著わした『養生嚢《ようじょうぶくろ》』（文政十年に再板されている）には、当時の梅毒治療の問題点を鋭く突いたくだりがある。

> 黴瘡《ばいそう》は薬を服する事、日数《ひかず》ひさしきをつみて其効験をあらはすなり、然るに病者の性短急にして、薬効はかばか敷事《しきこと》なければ、すてゝ服さず、俗説にまどはされ俄《にわか》にいやさんとて、賈医《こい》の薬を用ひ痼疾《こしつ》廃人となる者 甚《はなはだ》 多し、庸医売薬の党は速効を好み手際を見せんと軽粉銀朱の剤をおそれもなく用ゆるより、一旦瘡《そう》は速《すみやか》に愈《いゆ》れども毒気内に欝し、後日かならず便毒を発し、亦は骨痛となり、不治の症に至りては聖薬神医もこれを治するに難し、おそるべき事なり

性の病に素人療法はつきものだが、江戸時代にも、梅毒を治すと称していかがわしい治療や薬を施した者が絶えなかったようだ。

さて、読者のお住まいの近くに「笠森《かさもり》地蔵」というお地蔵様や「笠森稲荷」「笠森観音」などを祀る寺社がないだろうか。笠森地蔵の多くは「瘡守《かさもり》地蔵」と旧称していた。「瘡を守る」すなわち

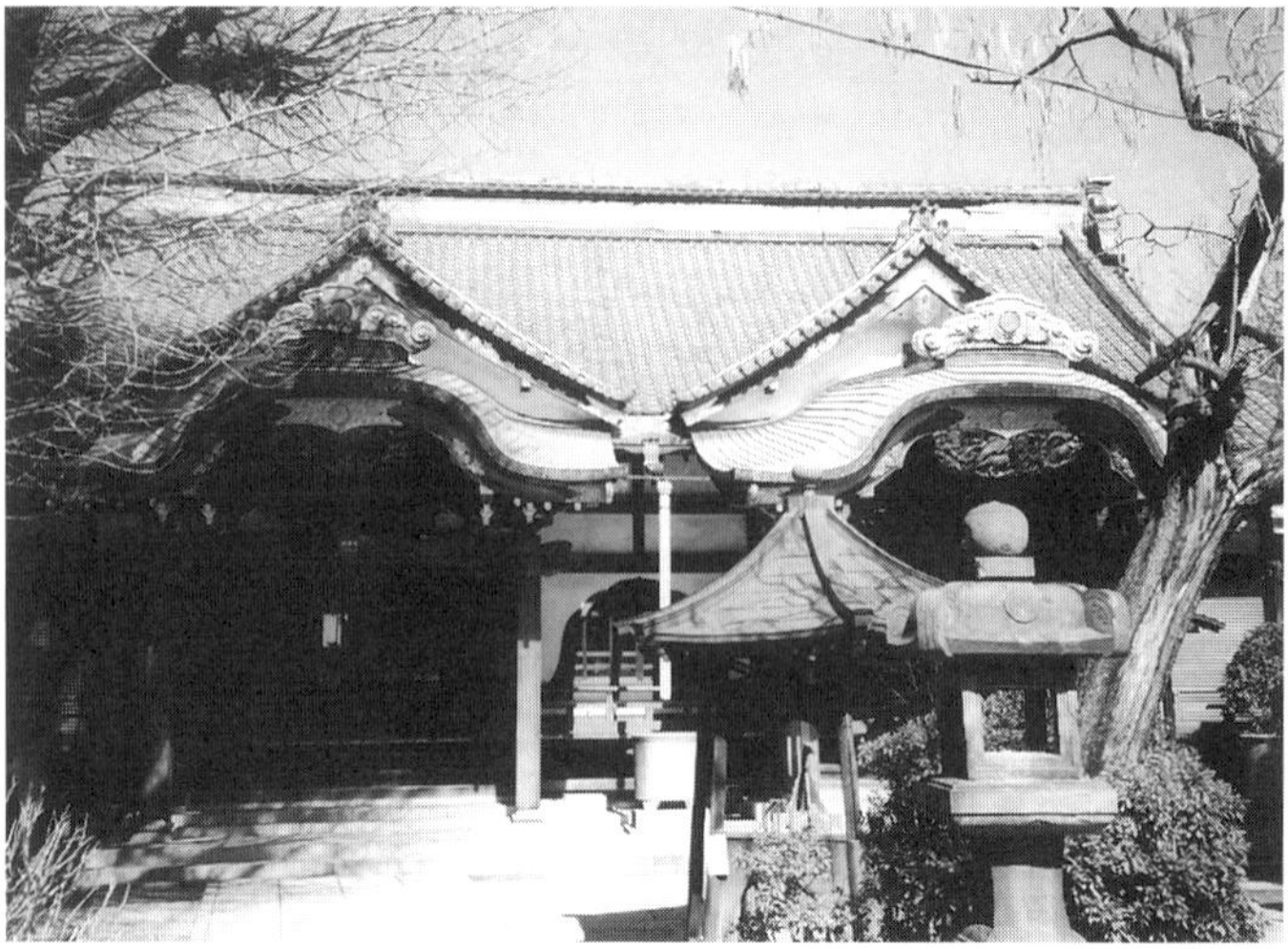

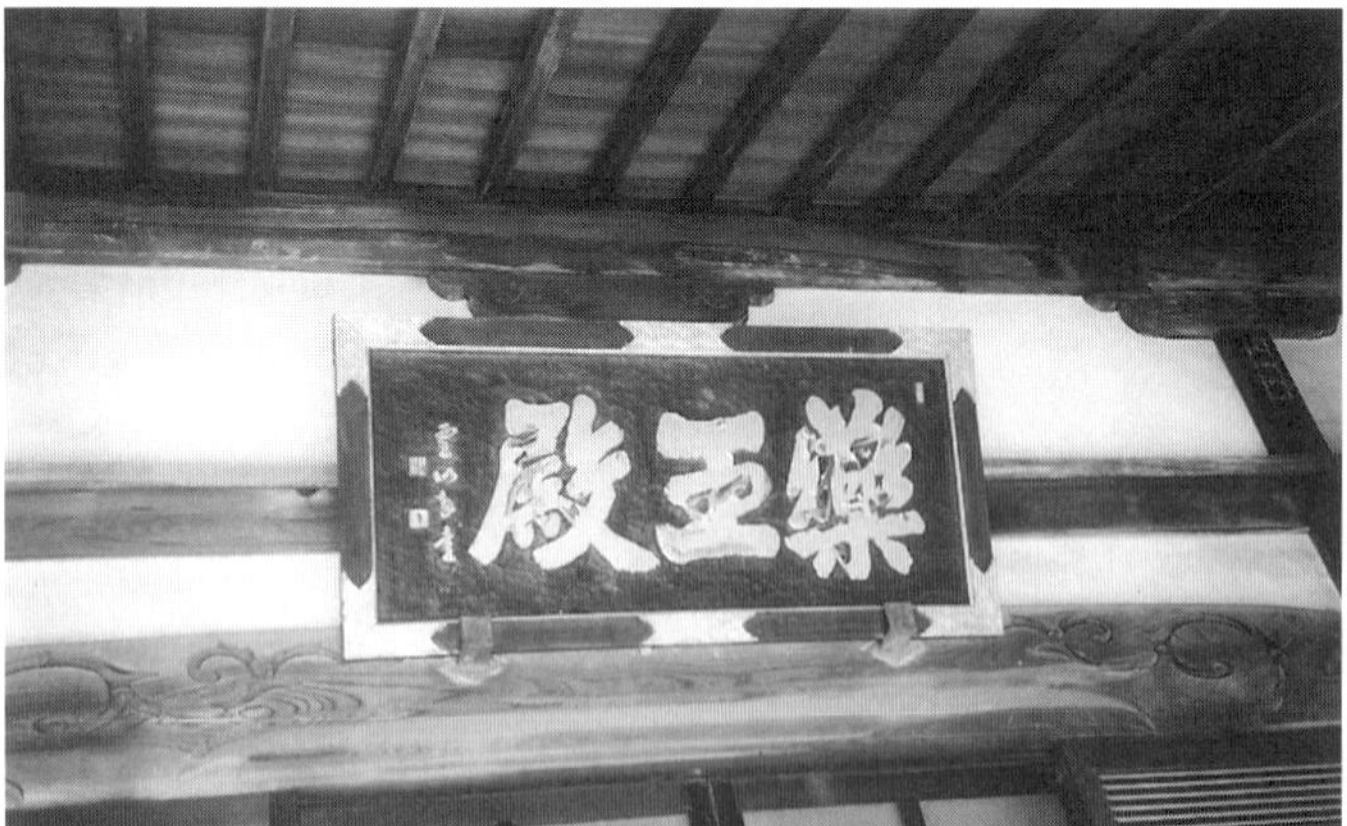

図 17　東京谷中大円寺の笠森稲荷（上右）。一つの社殿に仏と稲荷が祀られることはきわめて珍しい。大円寺の笠森稲荷はまた鈴木春信の有名な錦絵「笠森阿《お》仙」のゆかりの地である。

梅毒患者を守る意が託されている。これは梅毒に罹った人々が、平癒の思いを籠めて信仰したことの名残りといわれている。難病である梅毒への切なる平癒の思いが偲ばれる。

いまは梅毒が影をひそめ、エイズやその他の性行為感染症が世界中で猛威の一端をみせている。「エイズ地蔵」をつくり出し信仰するより先に、益軒の「慎色慾」をいま一度考えてみる余地はないだろうか。

第九章　病気と医者

恐るべき疫病

　夏の終わりから秋にかけては感染症の季節である。近頃でこそ「赤痢」などという病名を聞くことも少なくなったが、三十年、いや二十年ぐらい前までは、都市部でも消化器系の感染症が発生して、保健所の職員らしき人が街角を消毒したりしていた。かの「帝銀事件」も、犯人は「赤痢」の予防薬と称して青酸化合物を行員に飲ませて、犯行を容易にしたのである。

　われわれ日本人にとって、感染症は確かに生命を脅かす病であったが、いつ見舞われても不思議には思われないほどに身近な病であった。人々は、こうした防ぎようもなく、突然、街や村を襲って多くの死者を出す病気の類を「疫」の字を付けて呼んだ。「疫病」「疫疾」「疫癘」「悪疫」というように。細菌の感染などという考え方などなかったから、庶民にとってこうした病は、地震か大火事のように避けられない災いであると考えずにはおられなかったのだろう。
では、江戸時代の人々に恐れられた疫病にはどんなものがあっただろうか。

（一）　痘瘡

天然痘のことである。現代は「撲滅宣言」が出されているが、古く奈良時代にはすでに日本で流行していた伝染病の一種である。わが国では「裳瘡《もがさ》」と呼ばれていた。症状は高熱と発疹であり、致死率も高かった。運良く命拾いしても、発疹の跡が無惨に残ることが多かった。いわゆる「あばた」である。インド原産とも言われるが、世界中で流行した。ジェンナー（E.Jenner）やパスツール（L.Pasteur）の種痘法や微生物学の研究によって、いち早く予防が可能になった感染症である。

（二）　麻疹（はしか）

「疱瘡の見目定め、はしかの命定め」と並び称された病気で、幼児はもちろんのこと、成人も襲ってなかなか手強い伝染病であったようである。わが国では十世紀中頃から終わりにかけて流行がみられ、以後、小流行を含めると枚挙に暇がない。症状は周知のように、黒褐色の発疹と高熱である。また、咽頭炎などを併発して喉の中を稲穂で擦られるようなので「いなすり」とも呼ばれたようである。

（三）　腸チフス

医学書の中に「傷寒」と記されたもののうち、少なからぬものが腸チフスであった可能性が高いようだ。東洋医学では発熱性の疾患を「傷寒」の名で総称したらしい。症状は高熱と倦怠感、口渇などである。「発疹チフス」との区別が難しかったようである。「傷寒」の多くを腸チフスであったとすると、流行は季節に関係なくしばしばあったようである。

(四) インフルエンザ

現在、インフルエンザに感染して死に至ることはほとんどないが、抗生物質が発見される以前には、容易に肺炎を併発して、重篤な状態に陥った。医学書や記録に「風邪」とあるものの多くは、流行性感冒であったらしい。

(五) 赤痢

消化器の急性伝染病の中では、もっとも頻発した疾患である。歴史も古く、平安前期からたびたび流行を繰り返した。症状は激しい腹痛と血性下痢である。もちろん赤痢菌の発見などはずっと後のことであるから、原因としては、口鼻からの呼吸による空気感染かと考えられもした。もちろん、不潔・腐敗の食物や水はマークされていた。

(六) 虎列刺(コロリ)

この病気は、十九世紀まではわが国にはなかった。侵入は文政五年(一八二二)とされている。西日本に上陸し、大坂・京都に猛威を振るった。次の流行は安政五年(一八五八)で、長崎を初発地とし、東上して江戸を襲い、甚大な被害を与えた。死者三万人を下らなかったとされている。症状は、嘔吐・腹痛・激甚な下痢・脱水症状・そして迅速な衰弱である。致死率は極度に高かった。その激しい吐瀉と下痢のために、別名「暴瀉病《ぼうしゃびょう》」と呼ばれて恐れられた（以上の疾病の記述は、主として富士川游『日本疾病史』によった）。

これらの疾病はいずれも急性伝染病であるが、その多くはウイルス性、細菌性で、感染経路さえはっきりとつかめていなかった。だから、災害のように襲ってくるこれらの病気によって、そのつど、ほとんどなす術もなく次々と命を奪われていった。特にコレラの犠牲者の死骸は火葬する間もなく、街の隅に荼毘《だび》に付し切れない死体が山となって残され、暑気によって腐爛したことが伝えられている。

養生論に描かれた疫病

江戸時代を通じて貴賤を問わずに命を脅かした疫病は、いわば江戸時代の健康問題の一つであった。それゆえに長寿を願う人々にとっては、そのつど越えねばならないハードルであった。

養生論には、どちらかといえば、日常的にみられる病気が多く取り上げられていたが、伝染病に関して触れた論も当然あった。

文化九年（一八一二）に本井子承《もといししょう》が著わした『長命衛生論《ちょうめいえいせいろん》』には、「感冒」のことが記されている。

風はぞつとさむけをうけ、ねつ出、痰に而せき出、頭痛するの類、是を感冒といふ。はつさんしてはやくさますべし。さます事のおそくならば、裏ねつとなりてむつかし

さらりと書いていてたいしたことないようであるが、栄養状態が悪い場合や、住居の整わない場合には、肺炎などを併発して命を落とした人が多かったのである。

天保十二年（一八四二）に水野澤齋が著わした『養生弁』には、「疱瘡」のことが記されている。

一　疱瘡は往昔なき病と見えて素問難経《そもんなんぎょう》等の古書に見えず、……日本にては人皇四十五代聖武天皇の御宇に初まること続古事談に見えたり、……千百年前までは決してなく、其後漸く有といふとも初の間は至て軽偶々重きも痘班と成《なる》のみ、故にその頃の諺に疱瘡は美《み》目定《めさだめ》麻疹は命定《いのちさだめ》といへり

疱瘡の例の諺は随分と古くからあったようだ。だが、そのあとに、「近年追々重くなり疱瘡が美目定命さだめと成」ったとある。急に致死率が高くなったとは考えにくいが、澤齋はそれを、「皆養生法に背く故也」としている。澤齋は、食事に砂糖を使ったり、厚味を食するようになったことによって重篤になったとしている。食物に因って疱瘡の病状が左右されると考えられていたわけである。

澤齋が挙げている伝染病のうち、珍しいものとしては「鼻食傷《びしょくしょう》」というものがある。

一　禽獣魚鼈《きんじゅうぎょべつ》虫螻蛄《むしけら》など凡《すべ》て活物《かつぶつ》の死してくさりたる臭気、日を経たる食物、病人の臭気、

死人の沐浴《もくよく》、その外一切のあしき臭気を嗅《かぎ》て病と成を鼻食傷《びしょくしょう》と云

と記されており、臭気を嗅ぐことによって伝染すると考えられていた。これは腸チフスなどの発熱性伝染病の総称であろうとも思われるが、動物から伝染するところをみると「鼻疽《びそ》病」「炭疽《たんそ》病」の類が相当含まれていたようだ。これらは動物から人間に感染し、発熱と粘膜出血を主徴とし、二〜三日で死に至る恐ろしい病気である。

澤齋の卓見とも言うべき点は、これら多数の人々の命を奪った疫病を「外感病」として、原因を体の外に見出そうとしていることである。嘉永四年（一八五一）に『養生弁』の続きとして澤齋が著わした『養生弁』後篇には「外感病《がいかんびょう》之弁」という項があり、「一　傷寒《しょうかん》、感冒《かんぼう》、中暑《ちゅうしょ》、瘟疫《おんえき》、中毒《ちゅうどく》、鼻食傷、是等を凡て外感病といふ」と記されている。

「中暑」は「霍乱《かくらん》」とも呼ばれ、急性劇症の食中毒症のことである。この中には細菌・ウイルスなど微生物によるものばかりが含まれているわけではないが、外から侵入してくる病毒で、他に伝染することがあることを知り得ていたことには驚く。

また、陸舟菴《りくしゅうあん》『養生訓』には、下篇で「虎戻羅《コレラ》病」の項がある。前にも書いたように、日本にコレラが侵入したのは文政五年のことであるから、少なくとも同書は文政五年より後の作であることは明らかである。あるいは幕末に近い頃のものかも知れない。

陸舟菴のコレラについての知識は、当時の医師のコレラについての知識水準を表わしていると思

われるので、少し見てみよう。

まず、「虎戻羅《コレラ》病は一種急激の悪性病なり、霍乱食傷《かくらんしょくしょう》とは雲泥の差別有」とある。単なる食中毒とは違うというわけだ。そして、「是病の近因は、補給神経の変動にして、全身血中の養液尽く腸胃中に輻湊《ふくそう》し暴吐暴瀉を発する所なり」と説明している。要するに、神経系の変調による病気であると思われていたのである。コッホによってコレラ菌が発見されたのは一八八四年のことであるから、当然、病原体が存在するという考えはなかったのである。

にもかかわず、その症候については実に的確に観察されていた。少し長いがみてみよう。

凡是《およそこの》病の前徴は先《まず》手足倦怠全身力なきを覚へ夜間夢多く、或《あるいは》夢魔に逢ひ安眠を得ず、……飲食未飽《いまだあか》ざるに早く已《すで》に胃部膨脹し且《かつ》消化し難し、舌の組織弛緩《しかん》して粗大となり自苔《じたい》を被る其状白粉を撒布する者の如し、病熱漸《ようや》く進むに随ひ腹満益《ふくまんますます》甚《はなはだ》しく腹鳴《ふくめい》亦益甚し、是時に当て患者一快下を得ん事を思ふ、已に厠に上れば多量の軟便を下し暫時佳快《かかい》を覚《おぼ》ゆ、然《しか》れ共《ども》腹満腹鳴復発《ふくはつ》す、軟便数行にして腹満腹鳴止《や》まず、身体非常に疲労を覚ゆるは将《まさ》に暴吐暴瀉来《きた》らんとするの前徴なり

このまま、コレラの症候学として通用する立派な病態観察である。

コレラをはじめとする急性伝染病に対して、江戸の医師たちはついに特効的な治療法を手にすることができなかった。ほかの病気と同じく対症療法でしか応じられなかったのである。

だから庶民は、何とかこれらの疫病からのがれたいと念じた。その思いが形になったものが「はしか絵」「疱瘡絵」「コレラ絵」であった。これらは、疫病を動物や悪人にたとえて、それを退治するという体裁をとったものが多い。たとえば、コレラは虎と狸のあいの子のような動物によって象徴されている。疫病におののく庶民は、こうした絵を家に掛けたり、身につけたり（疱瘡絵は枕元に置いて川に流したりした）して、疫病に罹《かか》るのをひたすら避けたのである。

学医匙まわらず

養生論を著わした人々の多くは医師であった。中には、『養生一言草』の著者八隅景山や『無病《むびょう》長寿養生手引草《ちょうじゅようじょうてびきぐさ》』の著者山東京山《さんとうきょうざん》（有名な戯作者山東京伝の実弟である）のように、小説家や戯作者のような文筆を業とする人々もいて、それはまた一風変わったおもしろい養生論を著わしてはいた。だが、養生論が人間のからだの健康についてさまざまに論をめぐらしたものである以上、医師がもっていたからだや病気についての知識が必要とされるのは当然であった。

養生論の中で触れられた内容はさまざまであるが、江戸時代の医療状況についてのことがらは、その中でも一つの柱になるものであった。「医療状況」と言えば堅くなるが、要するに医師たちがどのような治療をしていたかとか、どんな薬を飲んでいたのかということになる。

だが、治療法や薬といえば、いわば医師たちの専売特許であったわけで、これを養生論の中で語るということは、下手をすれば業の道を断つことになるかも知れない危険をはらんでいたわけである。

そこで、養生論を著わした医師たちが、その著書の中で、江戸時代の医療のありようをどのように描いていたかを見てみよう。

貝原益軒『養生訓』全八巻のうち、巻第六「慎病」と巻第七「用薬」の二巻は、益軒の医療思想を述べたものである。その説くところは多岐にわたっていて、とても一度では触れ切れないが、是非とも触れたい興味深いことがある。

俗に「学医匙《がくいさじ》まわらず」という。学問ばかりしている医者は、治療技術が充分ではないということを指したことわざである。言うなれば経験本位の医療への賞讃である。いつの頃から言い始められたものか定かではないが、江戸期に広く用いられたことわざであることは確かである。だが、益軒はこれをさらにすすめて、

歌をよむに、ひろく歌書をよんで、歌学ありても、歌の下手はあるもの也。歌学なくして、上手は有まじきなりと、心敬《しんけい》法師いへり。医術も亦かくの如し。医書を多くよんでも、つたなき医はあり。それは医道に心を用ずして、くはしからざればなり。医書をよまずして、上手はあるまじき也

と述べる。ちなみに心敬は『ささめごと』などの歌論で知られた歌人である。つまり、医学を修め

ても実際に治療する技術に関しては拙劣であることはあるが、医学を修めずして治療技術に長けた者はいないというわけである。

一方で「学医匙まわらず」という経験本位のことわざが口にされた頃に、「医書をよまずして、上手はあるまじき也」と言い切った益軒の理論志向には敬服しなければならないし、理論と経験をふたつながらに重視した態度は、さすがに近世有数の学者のものである。

だが、養生論の著者たちが、みな益軒のように理論志向であったわけでもない。とくに文化・文政期に近くなると、「学医」批判は厳しくなっている。

近世後期には、専門医師の数はけっして少ないものではなかった。弘化二年（一八四五）に刊行された『医家名鑑』には、当時の大坂に在住していた医師約三百人が挙げられているが、これから当時の大坂の人口に基づいて対人口比を算定すると、約千人に一人ということになるようである（樺山紘一『養生論の文化』）。

また、文政二年（一八一九）と文政三年（一八二〇）に発行された『江戸今世医家人名録』によれば、江戸の医師人口は約二千五百人ほどであり、対人口比にして四百人から五百人に一人ということになるという（立川昭二『近世病草紙』）。

この数字を多いとみるか少ないとみるかは難しいことではあるが、当時の社会の状況からみて、けっして少ないものではなかったのではないだろうか。だが、こんにちのように大学で六年間の医

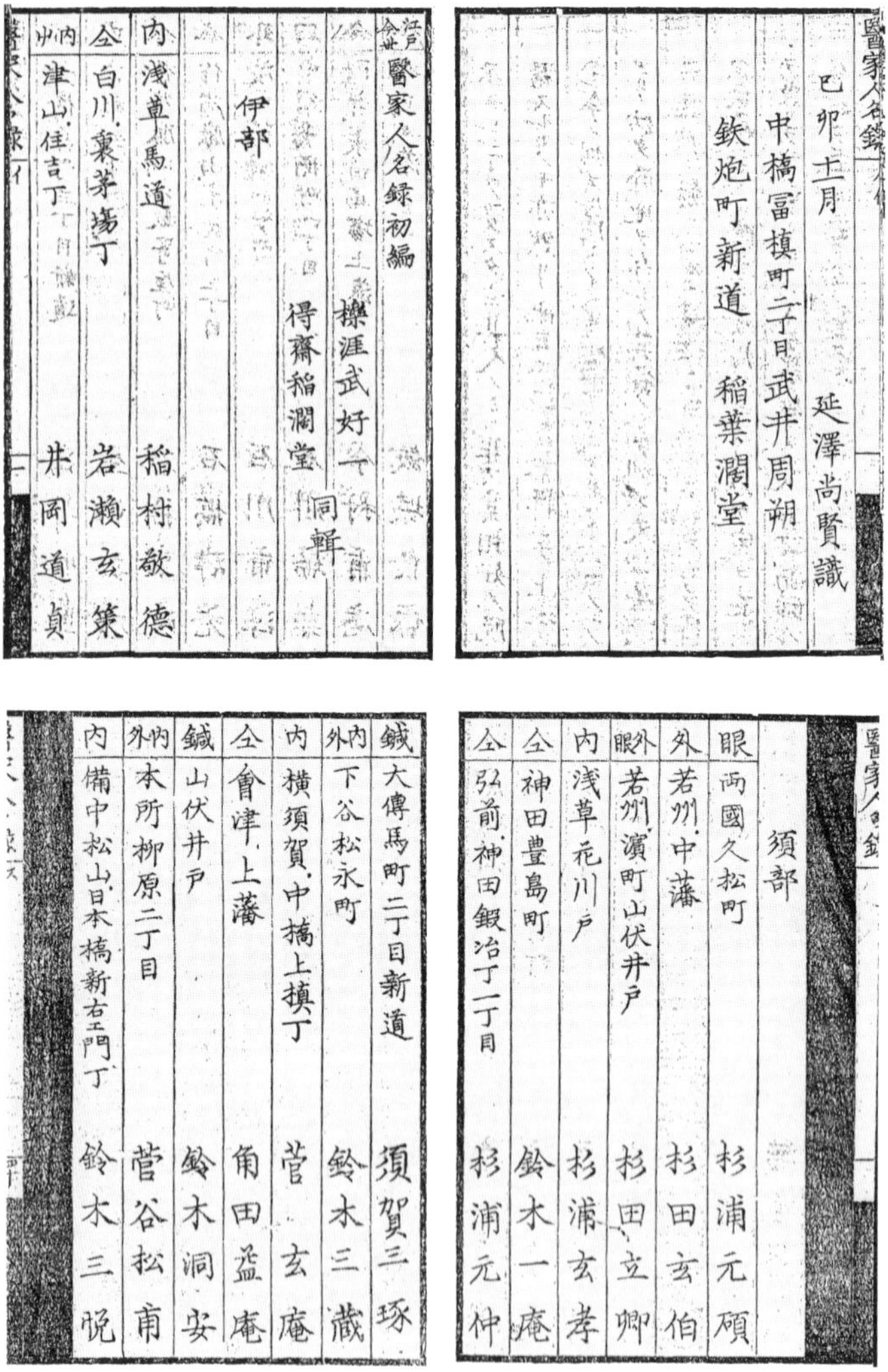
己卯十一月 延澤尚賢識
中橋冨槙町二丁目 武井周朔
鉄炮町新道 稲葉瀾堂

江戸今世醫家人名録初編
櫟涯武好 同輯
得齋稲瀾堂

伊部
内 浅草馬道 稲村敬徳
仝 白川裏茅場丁 岩瀬玄策
内外 津山住吉丁 井岡道貞

須部
眼 両國久松町 杉浦元碩
外 若州中藩 杉田玄伯
外眼 若州濱町山伏井戸 杉田立卿
内 浅草花川戸 杉浦玄孝
仝 神田豊島町 鈴木一庵
仝 弘前神田鍛冶丁一丁目 杉浦元仲
鍼 大傳馬町二丁目新道 須賀三琢
内外 下谷松永町 鈴木三蔵
内 横須賀中橋上槙丁 菅玄庵
仝 會津上藩 角田益庵
鍼 山伏井戸 鈴木洞安
内外 本所柳原二丁目 菅谷松甫
内 備中松山日本橋新右エ門丁 鈴木三悦

図18 『江戸今世医家人名録』「須《す》」の部に杉田玄伯（白）の名がみえる

学教育を受けた医師の中にすら、少々あやしい医師がいるのだから、系統的な養成制度のなかった頃の医師の力量は、千差万別であったことだろう。

中には、華岡青洲《はなおかせいしゅう》のような名医もいただろうが、「医の字さへ知らぬお医者が絽《ろ》の羽織」と詠まれるような「ヤブ」も大勢いた。ひとつしかない命を委ねるのだから、診てもらう方も必死で医者を選んでいかざるを得なかったのである。

養生論の医者選び

養生論の中で、医者を選ぶことについての記述に注意をよく払ったのは、安永二年（一七七三）に初版された小川顕道の『養生嚢』である。顕道は、治術に疎い医師を「庸医」と呼んで次のように述べている。少し長いがその説くところに耳を傾けたい。

庸医は病と脈と薬を知らざれども、病家の求にまかせてみだりに薬を用ひて、おほく人をそこなふ、人をたちまちにそこなはざれども、病を助けていゆる事おそし、古語に病傷猶可療《やまいにやぶれるはなおりょうすべし》、薬傷最難医《くすりにやぶれるはもっともいやしがたし》、しからば薬を飲《のむ》をつつしみをそるべしと見ゑたり、又古人の言に病に死せずして医に死《しす》といへり、誠に確論といふべし（治療に疎い医師は疾病のことも脈をとることも薬のことも知らないのにもかかわらず、病人がいる家の要求に応じてみだりに薬を出して多くの場合人を悪化させる、人をすぐに悪化させないまでも病勢を助長して治癒することが遅くなる、古人の言葉にも病に損なわれた人はまだ治療が可能であるが、薬で損なわれた人は最も治療しにくい、また古人は言う、病気に死ぬのではなく医療で死ぬと、実に確かな言である）

ここでは、患者の要求に応じて、みだりに投薬をする医師の存在を批判している。この批判は十八世紀後半の言であるが二十一世紀の日本の医療界にもなお通用してしまうほどの普遍性をもっていることを思わざるを得ない。現代の医療では患者の立場に立つ医療の重要性が叫ばれているが、単に患者の求めに応じることではないことはすでにこの時代に喝破されていた。

また、文化九年（一八一二）に著わされた浅井南皐《あざいなんこう》『養生録』には「択医弁《たくいのべん》」という医師の選択に関する記述がある。南皐はここで、どんな医師を選べばよいかという大まかな基準を立てている。現代のわれわれにも参考になることが多いので挙げてみよう。

一　凡医《およそい》を択《えら》ぶ（に）博識多才の学医を必《かならず》よしとすべからず世間流行の時医も亦よしとすべからず、尚更無学文盲にて世上の交善し佞弁利口《ねいべんりこう》の輩などは論するにたらず只大胆小心にして精意精術の人善《よし》とすべし

一　惣じて医術は精しきを尊ふ博学多才を貴ばず多芸にして俗事によくわたるを貴ばず世家《せいか》にして強大なるを貴ばす唯々医術のみに深切《しんせつ》にして朝夕煉磨の功を積たるをよしとす

一　凡そ医を択ふには診脈功者《しんみゃくこうじゃ》なるを尊ふべし品々《しなじな》の医事ある中に只心術にあづかるものは脈のみなり

南皐によると、安心して命を預けることができる医師とは、知識ばかり広く何でもやったりする医師や、世に評判の流行医ではなく、治療経験を積んだ、誠実な心の持ち主で、脈をとることに長けた人ということになる。この「診脈功者」を選ぶことこそが難しいのは今も変わらない。

同じように、幕末期に近い頃の医師山下玄門《やましたげんもん》が、門人の本田道庵《ほんだどうあん》・瀧川専順《たきがわせんじゅん》・福永舜民《ふくながしゅんみん》に口述筆記させた嘉永三年（一八五〇）の『養生新語《ようじょうしんご》』にも、もっとリアルな「庸医」への批判がなされている。

> 然る時に（少しく患った時に―筆者注）医を招きて診《み》せしむれば、脈をとりて熟按《じゅくあん》するの趣をなし、是は何やらん、心配することありて、殊の外内心虚損せしに、外邪をうけし事なれば容易には治し難き抔《など》、信切《しんせつ》ぶりに説きなし薬を投じて、按外《あんがい》に早く治すれば己が栄とし、日を延《ひ》き治せざれば兼て見極めおきし様に言《いい》なし、何れになりても慢ずる事を常となす医もっとも多し、是亦俗家心を用べし

つまり、あらかじめ難治であることを患者に告げておいて、早く治ったなら自らの治験であると誇り、治りが遅い揚合には「予告の通り」となかば開き直るわけである。タチが悪いと言えば悪い。だから玄門は当時の医師を、

> 今の医をもって専業とする人は何れも己が其日其日の経営にて口腹《こうふく》を保《たも》んとする業なれば、人を救ふ為にするには非ざるなり、医は百芸の長とは云《いわ》れたれども、芸人なれば市中田舎の産業

> 医師は、俗に申さば医者屋なり、其中稀に医聖の道をしたひ、本方の治術を錬磨する医生もなきには非ざれども、十に八九は売薬師にして医者屋なり

と批判する。今の世の医師は経営のために術をなす「売薬師」であり、「医者屋」であるとの批判は痛烈きわまる。

現代の医師の中にも、時には玄門の批判が正鵠を射ているような例もある。毒にも薬にもならぬ薬を与えて利を得るだけならまだしも、無闇に女性の子宮などを取ってしまう無資格医や医療ミスを隠蔽して平然とする医師に至っては、玄門らが生きていたならば憤激すること限りないものであったろう。

このように、医師たちが著わした養生論は、皮肉にも同業者たちの不始末を、庶民の健康を守るために特筆大書せねばならなかった。けれども、養生論の著者たちは、責の一端は庶民の側にも求められることを見抜いていたのである。

小川顕道は、『養生嚢』で医師の治療の仕方を批判すると同時に、その医師にかかる庶民の態度をも批判している。彼によれば、

> 周伯器《しゅうはくき》の曰《いわく》、貴人の病治しがたき事三あり、群医所能《ぐんいしょのう》を見せんとして、攻補《こうほ》まじへ施す、一の難なり、下に遇《ぐうす》に礼を以てせず、故にみづからおもんずる者は往《いか》ず、往《いく》ものは世に街の医なり、二の難なり、人々唯々といふて悦《えつ》をとるにより、其欲を禁ずる事あたはず、三の難なり、

と続医説《しょくいせつ》に見ゑたり本邦今世《こんせい》の貴人も病ある時は周伯器のいへる所のごとし

ということである。なまじ財力があるために多くの医師を招聘して診てもらうので、さまざまな医師が自分の治験を誇ろうと種々の治療法を行なうし、身分の高さを誇れば、心ある医師は往診せずに阿諛追従の俗医だけが応ずるから治功はあがらないというわけである。

顕道は、こうした多くの医師が相談して治療方針を決めることを「談合配剤」と呼んで批判している。

富貴の家に病ある時は、医師を大勢まねぎ集め、談論して薬剤を処す、是を談合配剤といふ、病人を大切にするに似て却て麁末《そまつ》になるをしらず、おろかなるの至なり、其医者の中には便佞《べんねい》の者有、阿諛《あゆ》の者あり、欺詐《さぎ》の者あり、孟浪《もうろう》の者あり、……是皆庸医、名を医に託するの徒にして、実なき者共なれば、談合配剤却て病家の大なる害となるなり

財力に物を言わせる報いと言ってしまえばそれまでだが、病につけ込む医師も医師、自らの治功のみを競うのも愚かな所業であろう。だが、そのような医師しか招けない富豪貴人もまた、からだばかりではなく、生活感覚や価値観まで病んでいたのかも知れない。しかしながら、これは決して過去の話ではないはずである。

薬を服さざれば中医を得

これまで述べたように、江戸時代の都市では、医師はけっして数少ない存在ではなかった。だが、その腕前となると、いわば「ピン」から「キリ」まであった。

西欧では医師は聖域者、法律家と並んで専門職としてみなされた。中世以降、ボロニア大学、サレルノ大学など有名な大学に医学部ができて、医学研究の場と医師養成の場は一緒になった。もちろん、外科の場合は、よく知られるように理髪師から外科医が独立してきたけれども。

わが国の場合、古代の「大学寮」や江戸幕府の「昌平黌《しょうへいこう》」などを例外として、時の中央政治権力が高等教育を設けたことはないし、初等教育機関すら、「寺子屋」のような自生的なものに頼っていたのである。

だから、医師の養成も制度的に整えられてはいなかった。比較的公的な性格を帯びたものとしては、徳川本家の医官・奥医師を勤めた多紀氏が明和二年（一七六五）に建てた「医学館（躋寿館）」があるし、各藩が設けた藩校でも医学を教えたところがあった。これらの藩の医学教授所が各県の医学部や医科大学の前身とされているところは少なくない。

けれども、大多数の医師は開業している医師のもとへ弟子入りし、診療の手伝いをしながら、医書を読み、次第に医師らしくなっていったのである。だから、医師の腕前にも差が出てくるのは致し方のないことではあった。

それに、医師の数が少なくないとはいえ、庶民の誰もが気軽に診療を受けることができたわけではない。診療費を支払うために娘が身を売るなどという話は、さして珍しくなかった。地域によっては、「定礼」と呼ばれる現在の保険制度に似た仕組みもあったようだが、とうてい庶民の受療を充分に満たすものではなかった。

となれば、残るは薬を買うことである。日本の医薬は、中国医学の投薬処方に基づいていた。主体となったのは薬草であったが、動物性の成分や礦物なども使われた。一種類の成分から作られたものを「単味《たんみ》」と言い、何種類かの成分から作られたものを「複味《ふくみ》」といった。それらは、病症や体質に合わせて無限に近い処方があった。

だが、養生論では、安易に薬を服することを戒めた。これに関しては名言が引用された。それは、「病に臨んで薬を服さざるは中医を得《う》」というものであった。

たとえば、山下玄門は『養生新語』で、「古語に所謂《いわゆる》病に臨んで薬せざるは先《まず》中医を得たるなり」と引いている。また、解剖の先鞭をつけた『解体新書』の翻訳で有名な杉田玄白が享和元年（一八〇一）に著わした『養生七不可』にも、

薬物は効力ある物ゆゑ、法にたがふ時は却て害あるものなり、されば古には毒ともいへり、然るに今時の人、是をしらず、薬だに服すれば能き事とこゝろえ、させることなきに、漫《みだり》に薬を服するは甚しき誤なり、医《い》せざれば中医を得《う》と云ふこともあり

「中医を得」とは、いろいろ解釈し得るが、「中程度の医師にみてもらった」「半ば治ったようなものだ」と解釈するのは読み込み過ぎか。現代社会でも「医原病」という皮肉な概念が通用するようになっているが、江戸時代にすでに「薬は毒なり」と喝破していたのには、敬意を表さねばならないだろう。

では、その危い薬をどのように服せば良い効果が得られるのだろうか。小川顕道は、『養生囊』で次のように述べている。

薬に有毒あり、無毒あり、医者の用ひやうによりて効あるなり、……其考案容易ならぬ所にして、医者の良拙ここにあり、さればこそ薬も服せざれば中医を得と古人もをしへ給ふ、是《これ》薬をおそれて服さぬにあらず、庸医の忘意に用ゆるをおそれてなり、……病家の人極て心を用ひ、良医を選び服薬すべし

すなわち、薬を服するにも「良医」のアドバイスを生かすということになるようである。安心して命を預けられる医師を選ぶこと、これが、養生叶わずして病んだ時にものを言う養生の「極意」の一つであるようだ。

第十章　心豊かに暮らす

「健全な精神は健全な身体に宿る」か

言い古された格言であるが、「健全な精神は健全な身体に宿る」と言われる。ユベナリスの有名な一節である。実は、ラテン語の原文“mens sana in corpore sano”は「健康な身体に宿ったところの健康な精神」という文節であり、別に、健康な精神活動は健康なからだの持ち主の占有物というわけではない。病気をもった人々でも、素晴らしく快活な精神をもった人もいれば、身体頑健であるがゆえに、弱い人を見下す貧しい精神しか持ち合わせない人も多い。

だが、心身症などという病気もあるように、こころの状態とからだのコンディションがきわめて深い関係にあることは周知の事実である。こころが「からだの鏡」となり、また、からだが「こころの鏡」となるわけである。

古来から、養生論では「こころ」の問題をからだ同様、あるいはそれ以上に重視してきた。古代中国の養生論では、身体の健康を保ち増進することを「養形」と呼び、こころを豊かにすることを「養神」と呼んだ。「養神」の考え方は『医心方』養生篇以来、日本の養生論の中で引き継がれてきた。江戸時代初頭の代表的養生論である曲直瀬《まなせ》玄朔《げんさく》『延寿撮要《えんじゅさつよう》』には、

　しかるに養生の道、いろいろ云《いわ》ば千言万句、約していへば惟《ただ》これ三事のみ、養神気《しんきをやしない》、遠色欲《しきよくをとおざけ》、節飲食《いんしょくをせっす》

とある。養生の道は要約すれば神気を養うこと、色欲を遠ざけること、飲食を節することの三点であるという。『延寿撮要』と比肩する名古屋玄医『養生主論』でも、「それ養生の道は先心の持ちやうが肝要也」と記されている。さらに玄医は次のように続ける。

　欲をたちて命を何とも思はぬがよし、唯今も知ざる命なりと悟りて居れば欲なし、欲なければわづらはしき事はなきほどに、心神自由に悠々として命も長かるべし（欲望を断ち切って命を何ほどのものとも思わない方がよい、いついかなるようになるかすらわからない命であると思えば欲もわいてこない、欲がなければ諸々の煩わしいことはなくなるので心が悠々と自由になり命もかえって長くなるのだ）

「生きる」ことへの欲望を捨てることで、かえって心が自由になり長命を保てるという逆説的なことが言われている。

お馴染みの貝原益軒『養生訓』でも、

養生の術は先《まず》心気を養ふべし、心を和《やわらか》にし、気を平らかにし、いかりと慾とをおさへ、うれひ、思ひをすくなくし、心をくるしめず、気をそこなはず、是《これ》心気を養ふ要道なり（養生の術はまず心の気を養うべきである、心気を養うとは、心を和やかにし、気を平静に保ち、怒ることと欲望とを抑えてものを憂い、思慮を費やさないようにて心を苦しめずに気を損じないようにすることである）

と述べられている。さらに益軒は、心を静かに保つために感情の起伏を押さえることの必要を説く。彼は『黄帝内経』素問を引用して、

怒れば気上る、喜べば気緩まる　悲めば気消ゆ、恐るれば気めぐらず、寒ければ気とつ、暑ければ気泄《もれ》る、驚けば気乱る、労すれば気へる、思へば気結《こ》るといへり

と主張する。人間の心の働きが活発であると気が損われると言っているわけである。益軒は古言を引いて、喜・怒・憂・思・悲・恐・驚、あるいは、喜・怒・哀・楽・愛・悪・欲と挙げられる「七情」を押さえるべきことを説いている。益軒の言葉通りにしたがえば、長生きするためには、笑いもせず、泣きもせず、怒りもせずに、能面のような顔で日々を過ごさねばならなくなる。

益軒のような考え方は、時代を下っても受け継がれた。たとえば、石門心学の流れを汲んだ養生論である、文化十一年（一八一四）の大口知常《おおぐちともつね》（子容）『心学《しんがく》寿草《ことぶきぐさ》』には、

最養生の術は、常に心法を守らざれば行れ難し、心法をよく守るといふは、心を静かにして、騒しからず、怒気をよく理《おさ》めて、慾を寡くし、且道を楽んで憂ず、これ皆《みな》生を養ふの道なりとある。心を静かにし、些細なことで騒ぐことなく、欲を抑えることで憂いをなくすことが養生における「心法」であると説く。また、文化九年（一八一二）に著わされた本井子承『長命衛生論』には、

人間平生の気といふは、いかやうの事ありとも、おどろかず、さわがず、何なふ心おさまり、心慥《にわか》に動ぜざるをいふ。心おちつきうごかざる時は、そこつもなく仕損《しそこない》もなく、是丈夫の姿なり、気をしづめる事を肝要とする也

ともある。確かに彼の指摘するように、私たちの日常でも心の浮ついているときには失敗や粗相が多い。気を鎮め心を穏やかにすることによって挙動に品格がおびてくる。

とはいえ、これらの書が説くような状態に至れたなら、浅野内匠頭は吉良上野介に斬りつけず「刃傷松の廊下」も起きなかっただろうし、大塩平八郎《おおしおへいはちろう》も一介の大坂天満の与力として、安穏な日々を送ったであろう。

人間うれしい時には笑い、哀しい時には泣く。腹が立つことがあれば怒る。それが人間のありのままの姿だし、人間らしいところなのだ。それなくして何の長寿か養生か。そうした思いを抱きはじめた人々も現われる。

尾張藩校明倫堂《めいりんどう》国学教授の鈴木朖《あきら》が天保五年（一八三四）に著わした『養生要論』は、多くの点で革新的な内容を含んでいたが、彼は心の働きのあり方をそれまでの定説から転換してとらえた。すなわち、

すべて勤むべきことを勤めて、それに心を用る時は、気血よくめぐり、心気欝滞せずして、無病壮健の基也

と述べて、心の働きを活発にすることを説いている点で注目できる。次いで朖は、

気といふ物、よく廻れば形すくやかになる、滞ほる時は病生ず、気をめぐらす術は、心の持方にあり、人の心は張《はる》がよし、たるむはわろし、急《せ》はしきがよし、ひまなるはわろし

と述べて、益軒に代表されるような「気を平静に保つ」ことに真っ向から対立するかのごとき考えを示している。そして、以下の「七情」の統制についての見解は、刮目してみるべきである。

薬物の外にも多言を毒也とし、汗を多く発するを毒とし、浴湯を毒とする類ひ、皆々医者の愚《ぐ》蒙《もう》なり、楽《たのし》むに歌あり、哀しきに号哭《ごうこく》あり、皆々音声を発して欝気を散ずるしかたなり

と明言する。「楽むに歌あり、哀しきに号哭あり」とする心の解放は、従来の養生論の心のとらえ方を大きく変えた。伸びやかで自由闊達な感情の働きこそ健康への第一歩と考えられはじめたのである。

「長寿」から「修道」へ

心の安定を健康の第一義としていた養生論が、心を生き生きと躍動することを是とするものを含むようになってきたことは、養生論の長い歴史の中でも一大事であった。

見逃がせない変化は、養生という行為を「長寿」と必ずしも結びつけなくなってきたことである。もちろん、「不老長寿」は神仙術以来、養生の大目標であったのだから、すべての養生論がいっせいに「長寿」への願望を捨ててしまったわけではない。むしろ、依然として養生の目標を「長寿」に求めた養生論が、多数派を占めていたのである。

にもかかわらず、これから挙げる記述は特筆大書して余りあるものといわねばならない。天保三年（一八三二）に著わされた松本遊齋『養生主論』には、次のようなことが記されている。

> 扨又《さてまた》世の人養生といへは只命ををしむやうに心得《こころえ》、侍士《さむらい》又出家などの有《ある》まじき事などそしる人あり、養生と夭寿《ようじゅ》は別の事なりといへども、不断養生を守る人は無病にして天寿を十分に全して死期に及んで苦悩なし

松本遊齋『養生主論』は、江戸時代初頭の古医方の主唱者名古屋玄医の『養生主論』を引き写したと思われる部分が実に多いのであるが、さきの箇所は玄医のものにはない遊齋の独自の見解とみられる。「天寿」を十分に全うするといっているのだから、やはり養生は長寿のためとの考えの下に書かれているのだと読めそうだが、「養生と夭寿は別の事なり」といい切っていることは無視で

きない。養生と寿命の長短は別の問題だというわけである。そのうえで、養生を心がければ、もって生まれた天寿は全うできよう、死に臨んでも苦痛はあるまいといっているわけである。決して寿命が長くなるなどとはいっていない。

さきにも挙げた鈴木朖『養生要論』はこの点についても斬新である。こういい切る。

世人《よのひと》長寿の人を見ては、必養生の良方あらんとゆかしがりて尋ね問ひ、長寿の人も亦みづからほこりて、養生のよきによれりとする者多し、されども多くは天幸なるべし、天性尫弱多病、或は不慮の疾疫《しつえき》にて短折《たんせつ》するは、あながちに養生の行届《ゆきとどか》ずとはいふべからず　（傍点筆者）

長寿の多くは天の恵みで、早死したとて養生の不行届きとばかりは言えないというわけである。至極現実的で、こういっては身も蓋もないが、それまでの養生論ではとうてい思いつかなかった徹底した認識ではある。

では、養生論から「長寿」という目標を取りはずしかけようとしたならば、その養生論は次の看板に一体何を掲げようとしたのだろうか。たとえば、『養生要論』には朖の門人丹羽勗が書いた「はし書」がついているが、そこには次のように記されている。

養生の心得方、世に追々其《その》書あり、これをおこなふ事こそ難けれ、大方は皆人のしれる事なれども、我師翁の此《この》論は、行ざる人の為には、重言の咎《とが》もあらじとて……又養生の道は、養生のみにあらず、全く身を修め道を行ふ筋と、一致なることをも明《あか》されたり　（傍点筆者）

つまり、養生はからだの養生だけでなく、「身を修め道を行ふ」こととも一致するのだというわけである。著作者の鈴木朖が自作をどのようなものだと考えていたかは別にしても、それが読者にどのように読まれるかをさし示すくだりではある。

文化・文政・天保の頃になって、養生論の多くが「長寿」を目ざさなくなったわけでは決してないのだが、次第に「健康」「壮健」といった問題にとどまらず、より広い人間の生活の事柄を養生論の中で取り上げるようになってきたことは明らかである。

その背景には、たとえ長寿を得ても、日々の暮らし方に豊かさが欠けたり、慎むことばかりで息苦しい生活を送るようでは何のために生きるのかという考えが生まれてきたことがあろう。これを近世後期あるいは「近代」の入り口に立った庶民における「人間」の自覚、いいかえれば道徳や規範といった観念の産物にしたがって生きるのではなく、何と表現してよいかわからないが自分たちの身体でしか実感できない生きていることの喜びと重みに素直にしたがって生きることの価値の発見といっては言い過ぎだろうか。

また、それは庶民が生活の中に少しずつ彼らなりのゆとりを創り出し、自分たちの文化を創り出すことができた文化・文政・天保前期にして可能であったことなのだと思われる。

それは、とりもなおさず、たび重なる飢饉や悪疫を凌いできた庶民のエネルギーが噴き出ようとしていたあらわれなのである。そして、そのような力がやがて明治維新を推し進める底力となっていったのかも知れない。

広がる内容

養生論が「長寿」だけでなく、「善く生きること」をも目ざしたものになってくると、その内容も、単に「摂生」やからだの問題だけにとどまらず、さまざまな事柄に及ぶようになる。

まず目を引くのは、利財の道を説く養生論が出てくることである。天保四年（一八三三）に辻慶儀が著わした『養生女の子算』がそうである。「女の子算」とは「目の子算」とも書き、目でもって大体の数を数えあげることをいう。『養生女の子算』は一貫して、養生を「数える」ことで考えていく。たとえば「身養生は根気八分」や「食物は腹八分」とあるように。また、

一人分一日の飯米四合づゝにしては、五十年の天禄、高《たか》七十二石なり、三合半づゝにすれば、五十七歳余を保、三合づゝにすれば、六十六歳余を保、二合半づゝにすれば、八十歳を保、二合づゝにすれば百歳を保

などと、少食を奨め、同時に倹約を論じ、それが長寿につながることだと説く。

さらに「附録」には、倹約して暮らした場合（「譬《たと》へば年に拾貫目徳分有《ある》ものならば、八貫目にて暮せば二貫目延《のぶ》る」）に利子の付く積金に積むと（「是を五朱の利足に廻す」）どうなるかを五十年分載せている。驚くべき気の長い貯蓄感覚である。

また、「分花宛株増之積」と題して、株投資の五年ごとの配当金を見積っている。「文化・文政期」は、一説に「株仲間」の時代と呼ばれるが、これもまた、その落とし子なのであろう。

また、文化九年（一八一二）の本井子承『長命衛生論』や天保十三年（一八四二）の水野澤齋『養生弁』では、家内の和合について述べている。『長命衛生論』中之巻には「居家四本の事」という一節がある。

一　読書《どくしょ》起《き》家《か》之《の》本《ほん》　よみ書さん（算）用は家を起べし

一　循理《じゅんり》保《ほ》家《か》之《の》本《ほん》　理に循は利に叶《かない》家を保べし

一　勤倹《きんけん》治《ち》家《か》之《の》本《ほん》　油断なく勤て倹ならば家を治《おさむ》

一　和順《わじゅん》斉《せい》家《か》之《の》本《ほん》　家内和順ならば家を斉《ととの》うべし

これは、養生論というよりも「斉家論」である。「勤勉」とか「家業精励」とか「倹約」といった徳目は、「石門心学」とか二宮尊徳の思想の守備範囲であったのだが、養生論の著者たちは、庶民の知的嗜好を非常にうまくつかまえて、生活に直接役立たせることができる徳目を養生論の中に含むようになったのだろう。「長寿」とともに「善く生きる」ことを目ざすようになった養生論は、保健衛生論というよりも、生活論・人生論に近づいていた。『養生弁』ではもっと具体的である。水野澤齋はそこで実に直截な言を残している。それが、「三惚《さんこつ》之《の》弁《べん》」である。

三惚とは三ツの惚《ほれ》ものといふことにて、第一は我が住所に惚《ほれ》ること也、我が住所に惚れざれば

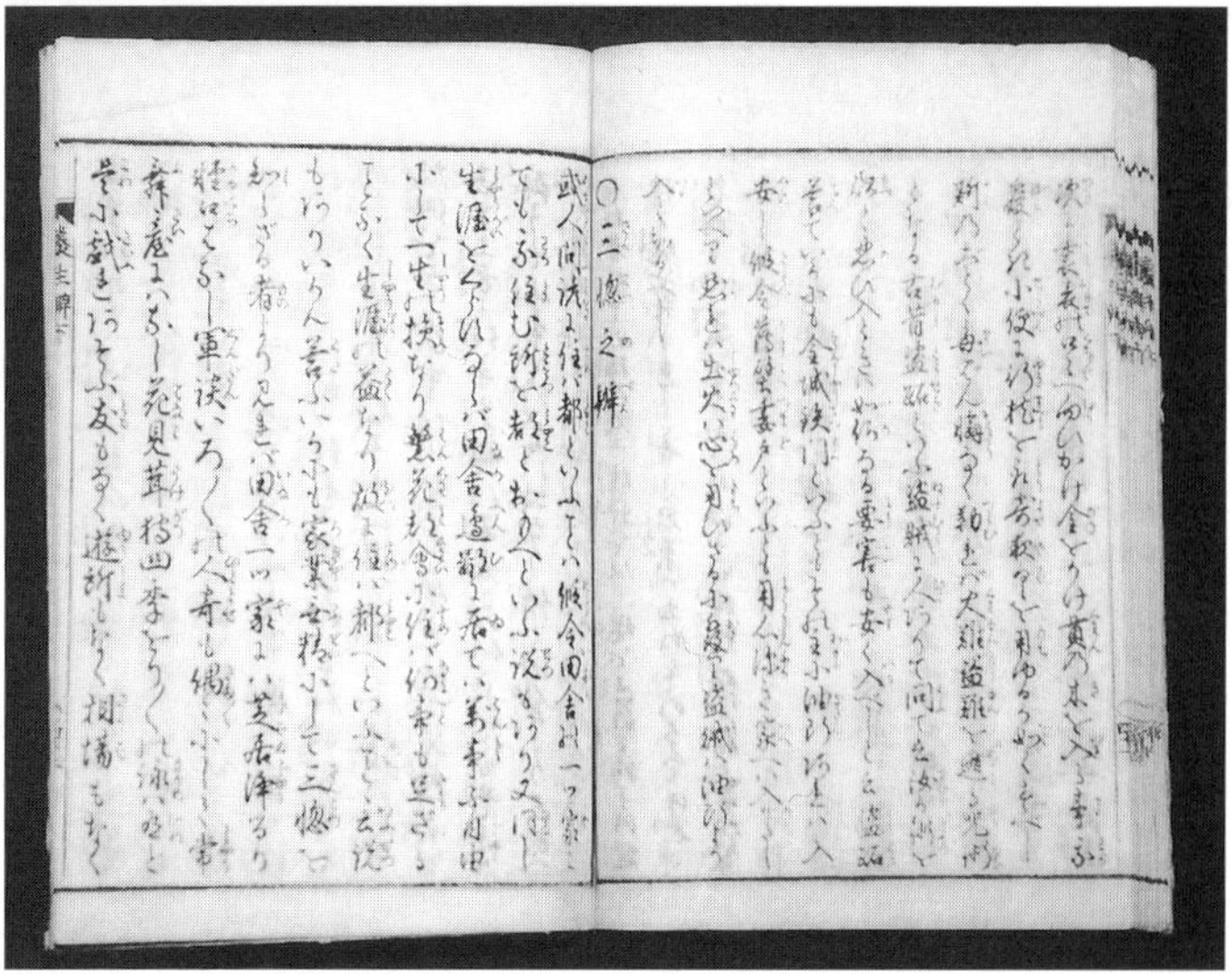

図19　水野澤齋『養生弁』から「三惚之弁」

その所に長く止まることあたはず……第二には家業に惚ること也、我家業が辞《いや》になり他の家業をうらやましく思ひ、或は遊所遊芸《ゆうしょゆうげい》勝負事に惚《ほれ》て上手になれば必ず身代を破るもの也、尤《もっとも》諸芸も開欝《かいうつ》にして養生の一助なれば少しは稽古も宜《よろ》しきこと也、かならず上手をうらやむべからず、第三には夫妻に惚《ほれ》ること也、女が亭主をきらい男が女房を辞《いや》がる様になれば必ず家をたもちがたし

これを読まれて読者はどう思われるだろうか。実に鋭いところを突いているような気がする。お世辞にも立派な家とはいえない住居に住まっていた庶民ではあったが、そこに惚れてこそ自分の生活を

楽しむことができるし、自分の職業に自信を持って精を出し、いささかの芸事や勝負事で気晴らしし、自分の連れ合いを大切に思うことで人間としての喜びを実感できると示唆している。もうこのあたりになると、養生論とは「からだの病」にかからないための方法を説いているだけでなく、「生活の病」にかからないための方法を説いたものでもあったのだということがよくわかる。

それと同時に、これらの養生論が抱いていたのは、人の健康は、単にからだが壮健であったり、心が平静であるだけでないということである。むしろ、からだの健康などは「尤人は病の器ゆゑ、聊の小病なき事能ず、大病だになくば無病といふべし」（水野澤齋『養生弁』）と考えておけばよいのだろう。

養生論は教養論

さらに、養生論は庶民に対する教養論として重要な意味をもっていた。文政八年（一八二五）の八隅景山『養生一言草』では、人間の発達に応じた教養と養生の関係が仔細に述べられている。その中に次のような興味深い記述がある。

幼稚の遊戯は、皆天地自然の道にて、男女出生してより、だんだんと居《お》りて、這習《はいなら》ひ、歯を生《はや》し、立歩行《たちあゆみ》、物を云ひ、乳をはなれ、食を喰ひ、歳三つ四つ五つ六つ七つとなるに随って男女夫々《それぞれ》の遊びをなすは、是《これ》天より養育して、其《その》性に受得《うけえ》たる事にて、やはり養生のはじめ也、折々小児の拳《こぶし》をしぶり、にぎにぎをなし、拍手拍手、あわあわ、子とろ子とろ、めんないちど《ど》り、女子は、やりはご、手まり、雛遊びなど、男子は、破魔弓、凧の類、いづれもその時候によつて、翫《もてあそ》ぶこと、一つとして養生にあらざるものなし

ここで景山は、子どもがその発育に応じて身体を動かし、言葉を話し、ものを食べ、そして男女それぞれの遊びを自然に身につけていくことに養生でないものは一つとしてないとしている。

さらに、この後に景山は、手習《てならい》、学問、諸礼、弓、馬、水練、水馬、居合《いあい》、剣術、鎌並ニ手裏《しゅり》剣《けん》、柔術、取手《とりて》、相撲（角力《かくりき》・膂力《りょりょく》）、鉄砲、能謡《のううたい》の各項目について、その養生への意義を説く。例えば、次のようにいう。

学問

人生れて七八歳にして、貴賤学問をはじめ、先生へ入門して、読書を習ふに及んでは手習の師よりも礼儀正しく、進退応対のことより……句読《くとう》を授かるにおいては、音声を発し胸膈を開き、血気をめぐらし、食すすむ、是一生徳の基《もとい》、且《かつ》養生の第一也

馬

夫乗馬は武家第一の専門なれば、幼より別而丹練《べっしてたんれん》せずんば有《ある》べからず、……此術も血気循環するゆゑ、生涯無病長寿すべきの術也

剣術

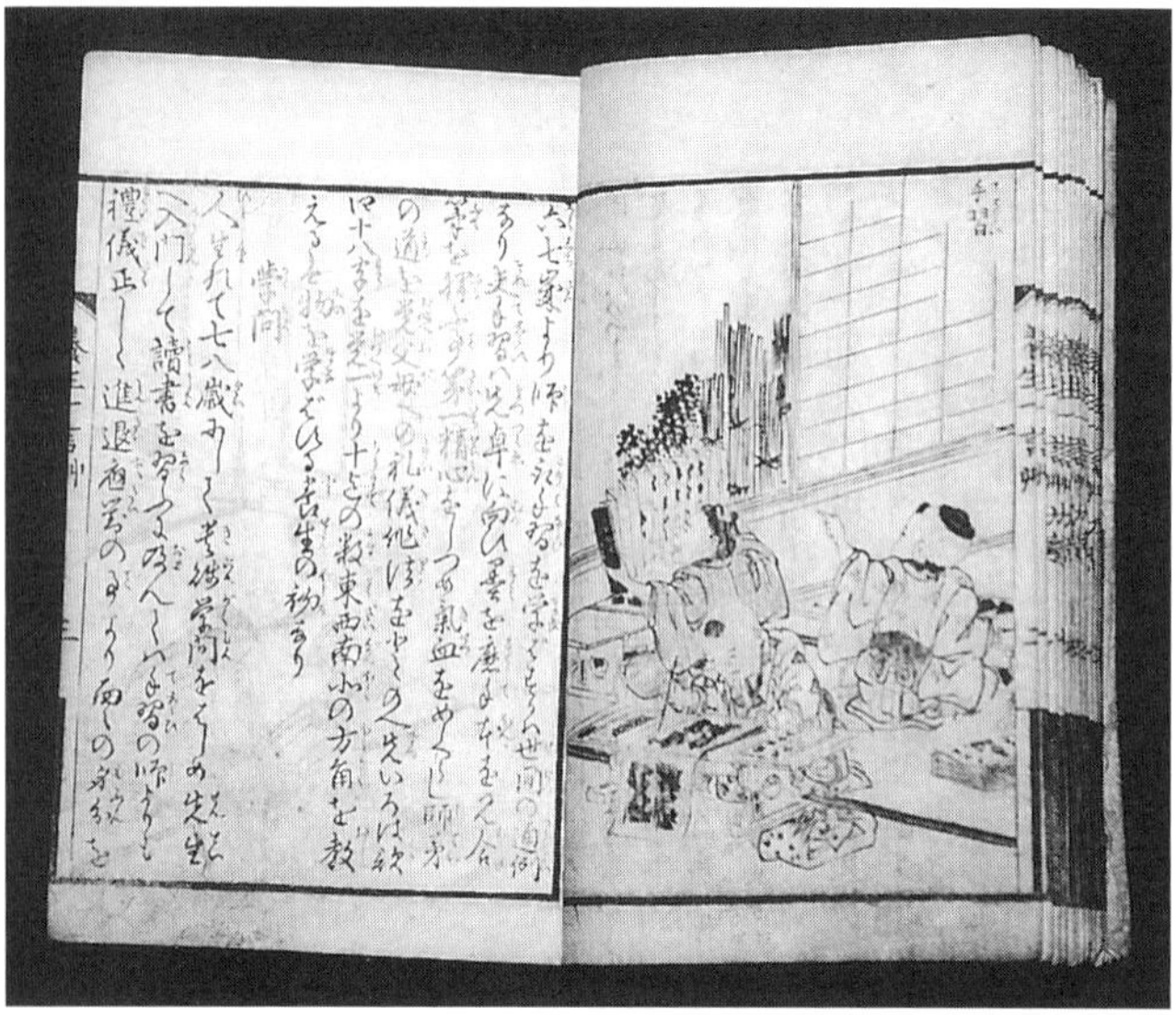

図 20　八隅景山『養生一言草』から「手習」の図と「学問」の項

剣術は、武家第一の芸術にて、人々常々別而《べつして》嗜べき業《わざ》也、……長生不老の基なり

能謡

諸芸有増《あらまし》学びて後、謡《うたい》舞《まい》抔《など》を習ふも、士たるものゝ業也、……抑々《そもそも》此業は心と腹と腰とを定め、意気四支行わたり、且音声を清うして、呼吸自ら安寧なるべし、故に老若ともに音声を発するには、此の能謡は能《よき》養生なり

ここで景山は、平均的な武士階級の子弟の基礎教養を挙げ、その養生における効用を評価している。なかには牽強付会といえなくもない理解もあるが、総じて人間の社会的発達の過程で出会う教養項

目はいずれも養生の一環であるとの立場に揺るぎはない。学問や能謡などの効用も、精神的側面よりも武術などと同様に身体的側面での効用に力点を置いて説いている点などはきわめてプラグマティックな理解である。

景山は、同書の「養生手引歌」において次のような教訓歌を詠じている。それぞれ景山の養生観があらわれていて、通俗このうえないが含蓄がある。

天地《あめつち》の万《よろず》のものを養ふは　人をおさむるはじめ成《なる》らん

まず、自然に存在するすべてのものを「養う」ことは人を養い治めることの基本であるとする。以下、

養生の道にあらざる物ぞなき　陰陽五行地水火風も
稲の種春に卸《おろし》て秋にかり　冬収むるもみんな養生
田も畑も養ひなくばみのるまじ　草木国土みんな養生

などと、陰陽五行地水火風、春萌夏生秋収冬蔵、草木国土にわたる景山の「みんな養生」、すなわち宇宙的「汎養生」主義ともいえる養生概念の拡大は、養生がもはや心身の長寿や健康に限られるものではなく、自然界すべての生成変転に関わる根源的行為としての「養い」を意味するものとしてとらえられていることを示している。それはこんにちの言葉で敢えておきかえれば「ケア」になろうか。

彼らいくつかの養生論の著作者が庶民に訴えたかったことは、病を避け、病に臨んでも慌てず、冷静に病を癒しつつ、明日を確実に迎えられる「生活」を築き、「ケアする（養う）」ことであり、そしてその生活を営むことができる「人間をつくる」ことだったのではあるまいか。

終章　養生はどこへ

明治維新と西洋医学

徳川幕府開創後二百有余年、日本の海岸沿いは波が高くなり、国の内も次第に騒がしくなる。「化政文化」として花開いた江戸の庶民の生活と文化も、続く天保の飢饉や改革で華やかさが薄れていく。

学問の領域では、すでに洋学の学習は、医学を中心にして広まってきており、天保期以降、その勢力は軽視できないものになった。

嘉永六年（一八五三）のペリー来航によって、科学技術における西洋文明の優越は無視できないものとなった。西洋医学は「南蛮医学」「紅毛外科」などと称され、キリスト教や鉄砲とともにわが国に広まったが、江戸時代に入ってからは、長崎を中心にして西洋医学の診療や研究がされた。

鎖国によってポルトガル人・スペイン人の渡航が禁止されたことによって、長崎の西洋医学はオランダ医学が主体となった。オランダ人の医師は、出島のオランダ商館付きの医師たちであり、商館員たちが将軍謁見のために出府する際に同行し、この折、江戸の医師たちにオランダ医学を短期間ながら教授したようである（石田純郎『江戸のオランダ医』）。「カスパル流外科」として知られるカスパル（Caspar Schamberger）もその一人であったし、スウェーデン人ながらオランダ船医として来日し、『日本植物誌』『日本動物誌』を著したツンベルク（Carl Peter Thunberg）、「鳴滝塾《なるたき》」を開いたシーボルト（Philipp Franz von Siebold）、近代日本の医学と医療行政を担った医師たちを育てたポムペ（Johannes Lydius Catherinus Pompe van Meerdervoort）らもそのうちの一人であった。

江戸時代を通じて、蘭学を中心とした西洋医学が注目を浴びたのは、まず解剖学に関する知識、そして外科手術の効果、さらに牛痘を主体とする種痘の実施においてであった。安永三年（一七七四）の前野良沢・杉田玄白・中川淳庵らによる『解体新書』の翻訳は、西洋医学の地歩を固めるうえでの大きな出来事であり、「蘭学」という分野を確立した作業であった。

だが、幕府はこれら蘭学に対して冷淡であった。徳川吉宗は蘭学にかなりの興味を示したようだが、何といっても徳川幕府の教学は「朱子学」であったから、多少の治療効果は口の端にのぼったにせよ、幕府の態度はたいして変わらなかった。幕府公認の医学研究・医学教育機関であった多紀氏の「医学館」も、蘭方をカリキュラムに加えた形跡はないようだ。

だが、十九世紀を迎えるころになると、津山藩（岡山）の医師宇田川玄随《うだがわげんずい》が、寛政五年（一七九三）にゴルテルの内科学書を訳述した『西説内科撰要《せいせつないかせんよう》』を著し終えた。さらに玄随の養子となった玄眞は、文化二年（一八〇五）に『西説医範提綱 釈義《せいせついはんていこうしゃくぎ》』（通称『医範提綱』）を著した。これは、西洋医学の解剖・生理・病理を体系的に著した初めての書であった。

また、医務施設や医学教育の面でも、幕末期になると、安政五年（一八五八）の「種痘所」設置を振り出しに、同年、伊東玄朴《いとうげんぼく》や戸塚静海《とつかせいかい》ら六名の医師が奥医師に任ぜられ、将軍家定の治療（脚《かっ》気衝心《けしょうしん》）にあたるなど西洋医学が幕府でも認められだした。さらに種痘所は万延元年（一八六〇）に幕府直轄となり、さらに文久元年（一八六一）に「西洋医学所」と改称された。これより先、安政四年（一八五七）には幕府海軍の長崎海軍伝習所に長崎養生所を設けていた（翌年『精得館』と改称された）。

十九世紀に入って、これほど急速に西洋医学が認められるようになった理由はいくつか考えられる。

一つは、解剖に関する知識の正確さである。杉田玄白らは、江戸小塚原で腑分《ふわ》けした際に、持参したオランダの解剖書の記述にあまりにそっくりであったので、刮目して、その本、すなわち『ターフェル・アナトミア』の翻訳にかかり、『解体新書』を仕上げたと伝えられている。

二つには、種痘の絶大な効果である。シーボルトが来日の際に牛痘苗を持参したことは知られている。しかし、日本で実際に牛痘を施したのはモーニッケ（Otto Gottlieb Johann Mohnike）、嘉永二年（一八四九）のことである。種痘は予想をうわまわる速さで普及し、さきの種痘所の設置となった。

西洋医学受容の三つめの理由は、外傷などに対する外科的療法における西洋医学の威力である。残念ながら、この認識に到達するためには「鳥羽・伏見の戦い」をはじめとする戊辰戦争や幕末期の動乱による犠牲を払わねばならなかったのだが。

幕末・維新期の養生論

幕末期とはいつからか。諸説あることを承知で、ペリー来航（一八五三）以降という無難な線に沿っておく。もっとも、養生論についていえば、幕末とそれ以前をあまり厳しく分けても意味はない。たとえば、享和元年（一八〇一）の杉田玄白『養生七不可《ようじょうしちふか》』や文政十年（一八二七）の高野《たかの》長《ちょう》英《えい》・岡研介《おかけんすけ》訳『蘭説養生録《らんせつようじょうろく》』も、ペリー来航よりかなり前の著作だが、西洋医学の影響を受けたものである。

西洋医学が養生論に与えた影響のうちでもっとも大きなものは、解剖学的知識の大幅な導入である。どちらかと言えば、中国医学の影響を残している玄白の『養生七不可』でも、

血液は飲食化して成り、一身を周流し昼夜に止《とどま》らざる事、河水の止らざるが如し、此内より阿《お》

蘭陀《らんだ》にて、セイニューホクト、と名づくる物を製し出す、漢人の気と名づくるもの是《これ》なり、余が解体新書に訳する神経汁亦是《またこれ》なり

と、オランダ医学にもとづく解剖学の知識を示している。だが、「総て気の閉塞も甚しき物は生命を損ずる事悪液の害をなすに異事なし」と、疾病の原因を「気」で説明しようとする点などは、なお中国医学の理論から抜け出ていなかった。

同じころ、杉田玄瑞がゼームスメンの著書『ゲソンドハイトレール』を『健全学』として翻訳し、辻恕介《つじひろすけ》がフーフェラントの著書クンスト・オム・ラングテレーベンを『扶氏長生法《ふしちょうせいほう》』として翻訳した。だが、これらの翻訳が、どこまで原文に忠実であったかはわからない。たとえば『扶氏長生法』の「睡眠」の項には、「甲夜《こうや》の就眠、爽明《そうめい》の早起とて、古来養生家の、専ら務むる所なり」とあるが、これなどはおそらく、日本の養生論のさまざまな記述を参考にして書いたのだろう。

日本人の手によって書かれたオリジナルな西洋医学的養生論は、元治元年（一八六四年）に医学所頭取の松本良順《まつもとりょうじゅん》が著し山内豊城《やまうちほうじょう》が補註を加えた『養生法』であろう。『養生法』には「陰陽五行説」も「内欲外邪」論も「五臓六腑」説も登場しない。論じられている内容は、「住所家室」「衣服衾辱の類」「飲食」「煙草」「浴湯」「睡眠」「房事」「運動操作」「病名」「分離説」「追加」となっている。

例を「飲食」にとって、もう少し詳しく内容を見てみると、そこでは「肉食」「五穀」「食物の成

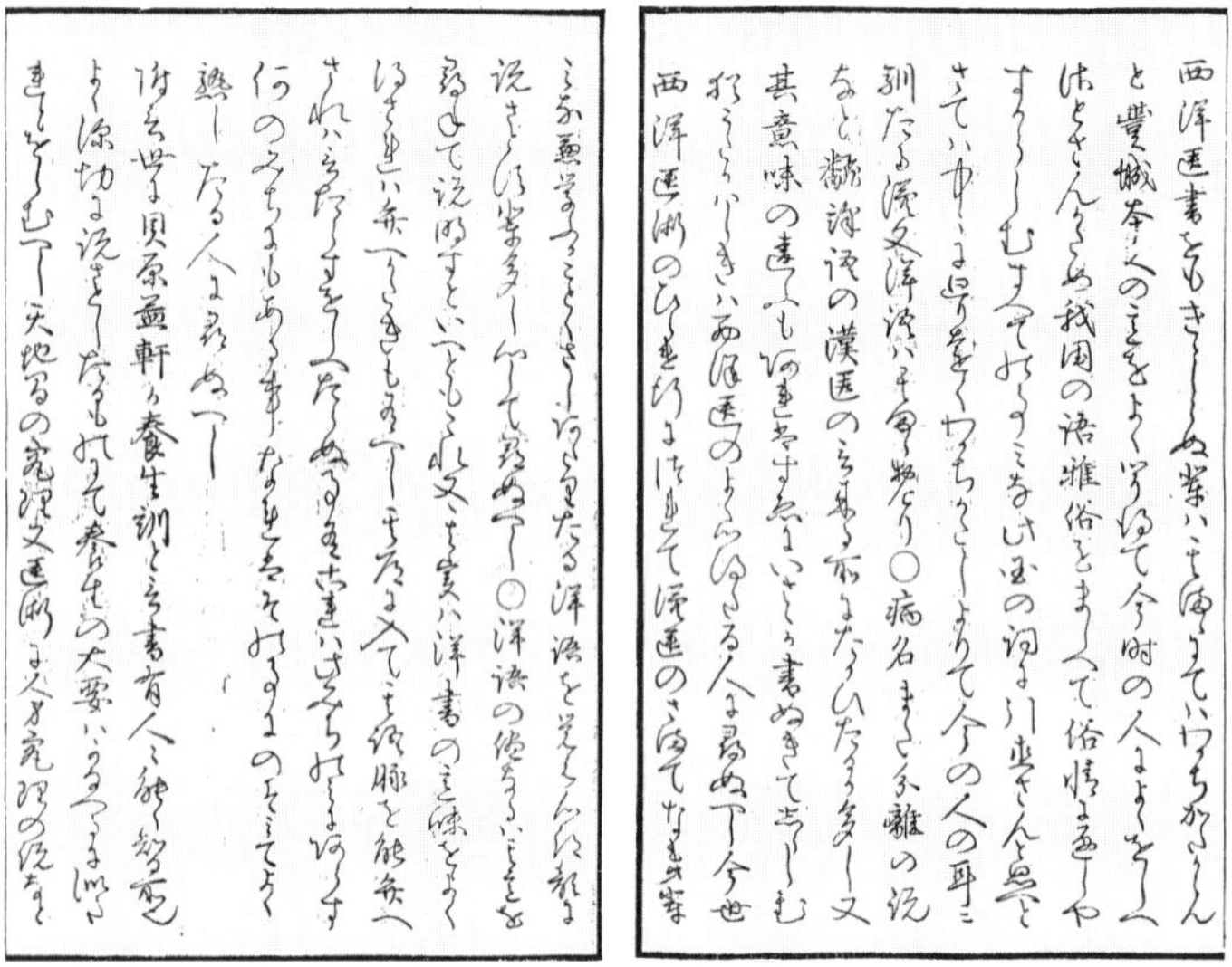

図21　松本良順『養生法』

分大略左に掲示す」「餅菓子干《ひ》菓子」「水」「水中に含む所の成分大略」「茶」「酒」があげられている。良順・豊城が説いた内容は、日常生活場面の事項をきわめて具体的に解説したものである。抽象的に論じたところはほとんど見られない。たとえば「住所家室」の項では、「戸障子は密にして隙《すき》なきをよしとす透間《すきま》より入風《いるかぜ》ははなはだ害あり」とある。また随所で西洋の生活事情を紹介し、積極的に評価している。

同書では、貝原益軒『養生訓』を、よく知られた書物で親切に養生の大要をまとめてあるが、体験的な記述を中国の聖人や医師に拠ってなしていて、「天地間の究理」や「人身究理の説」を採っていないので「今日の目に見てはいと幼《おさな》」いものだとしている。

だが、論じている項目などからみても、益軒の『養生訓』と良順・豊城の『養生法』はどことなく似ている。近世期養生論の基本が益軒『養生訓』とすれば、幕末・維新期養生論の基本は良順・豊城の『養生法』であるといったとしても、大過なかろう。

慶応四年（一八六八）は、戊辰の戦乱を経て、明治と改元される。大政奉還と王政復古によって天皇親政の政治体制となったことにより、文化・社会・経済など諸方面でさまざまな刷新が図られることになった。医学においても、従来の和漢医学主流から西洋医学を主とするようになった。

だが、これには複雑な事情がからんでいる。「新政府」とは言っても、官軍のほかには何も持ってこなかった倒幕軍は、東京で政治を行なうにも旧幕府の遺産を使わねばならなかった。医学についても、幕府の医学所を引き続き根拠地とせねばならなかった。幕府医学所の医学はオランダ医学であった。ところが、新政府の二大勢力の一つであった薩摩藩は、薩英戦争以来、イギリスの影響を受け、医学もイギリス医学であった。新政府での医学は、旧幕のオランダ医学と薩摩のイギリス医学の牽制の中で、第三の道としてドイツ医学が選択されることになる。

維新・明治初期にも少なからぬ養生論が著された。なかでも明治五年（一八七二）に土岐頼徳《ときよりのり》が著した『啓蒙養生訓《けいもうようじょうくん》』は、全五巻の大作で、明治七年（一八七四）に刊行された同名「后篇」上下二巻を合わせると、明治初期の本としては膨大な部類に入る。著者の頼徳は明治中期には仙台鎮台軍医部長、近衛軍医部長を勤めた人物である。

同書の凡例には、米国の「ひっちこっく」と「かつとる」なる人物の書いた解剖生理養生論、米国「すみす」の生理書、英国「ぐれい」の解剖書、「かあぺんとる」の生理書などの高名な医学書から、「婦女子」に「養生の大体」を知らせるために抄録したものであると記している。外国医書の抄録という形をとることは、この時期の教養書の全般的傾向であった。

『啓蒙養生訓』の最大の特徴は、それは明治初期養生論の特徴でもあるのだが、解剖の知識を中心に養生を説く点にある。同書には、

家を修理《つくろ》はんには、先《ま》づ梁桶柱戸障子《むなぎたるき》など大略その品位と用法を知ずば、檐《のき》の傾くも家根《やね》の崩るるも手の附処《つけどころ》なきと同じ道理にて、人間の身体を適宜《よろしく》養生して長寿をせんと欲《ほっ》さば先づ大略体中の諸形器とその官能を知らずば済《すま》ぬ理《ことわり》なり

とある。長寿のために養生するならば、まず体の器官の構造と機能を知って、それにふさわしい養生の方法を行なわねばならないとしているわけである。以下、上巻には骨格から神経までの解剖・生理と養生法が述べてある。

また、同書の「后篇」には、「養生の大法」という項目があるが、そこでは、運動の奨励や食事の節度など、近世期のような節欲や勤勉な動作を説いた十二条からなる養生の要訣があげられているが、その九番目に「日々日課を定めて才力を使ふべし」と述べられている。毎日の目標をもった

才能の充分な発揮こそ「養生の大法」と説く点は、個人の立身に重きを置いた明治初期の思潮を象徴しているようである。

江戸から明治へ、「養生」から「衛生」へ

明治新政府が打ち出したさまざまな政策のなかでも、海外からの急性伝染病の侵入を防ぐことと、国内での蔓延を防止することは緊急性の高いものであった。「太政官制」の下で文部省に医務課が置かれたのが明治五年（一八七二）である。翌年、医務局と改称され、さらに明治八年には内務局に移管され、翌年「衛生局」と改称される。この「衛生」こそ、養生に代わる明治以降の象徴的概念であった。

「衛生」の語は、すでにみたように、中世期から日本に定着していた概念であったが（たとえば丹波行長《たんばのゆきなが》『衛生秘要鈔《えいせいひようしょう》』）、明治期の「衛生」は、初代医務局長であり初代衛生局長であった長與専斎《ながよせんさい》がその自伝『松香私志』において古代中国古典の『荘子《そうじ》』からとったとしている。もっとも、『衛生秘要鈔』にしても、もとをたどれば古代中国の養生思想、とくに道教のそれに強く影響されているから、語源的に特に問題があるわけではない。しかしながら、長與は明らかに衛生を養生の類縁概念としてではなく、新しい時代の新しい内容を表す語として意識的に用いている。

ただし、近世後期期においても本井子承『長命衛生論』のように「衛生」の語を含む書がほぼ養

生と同義で用いられた。しかしながら、全く同義かといえばそうではなく、むしろ「養生」と「衛生」にはかなり明確な差異をもたせた例もある。水野澤斎『養生弁』では「養生」と「衛生」を次のように考えている。

一　此書末に人相陰徳婚姻など雑談を挙《あぐ》るは、養生書の本意を失ふに似たり、然れども養生に内外修養といふことあり、内とは飲食色慾等を慎みて、身より病を発《おこさ》ぬ為の慎みなり、外とは我相《わがそう》を察《さっし》て身の程を知り、陰徳を積《つみ》て子孫に孝道を行はしめ、婚姻を正しくして夫婦の和をなし、その外己が行を正くして他より害せられざる為の要慎《ようじん》なり、……然からば内養生の法を修しても、外衛生の道を失へば、又天命を保ちがたし、故に飲食男女疾病雑談惣じて修養の補助となる事は、尽《ことごと》く挙《あげ》て参考に備ふ

ここで澤斎は、「衛生」を「外衛生」なる概念として認識している。この一節からは、「衛生」とは社会的あるいは道徳的によい状態を保つこととしてとらえられているとみられる。ただし、推察するに近代前の人々にとって「衛生」とは健康についての身体外的事項、すなわち身体の外側で起こることから身体の内側をまもる行為として認識されていたのではあるまいか。もしそうだとすれば、諸外国の脅威にさらされた明治日本がコレラをはじめとする外からの健康の侵害に立ち向かう概念として「衛生」を選択したことはその当時の状況に規定された必然であったと考えられる。

ともあれ、「衛生」は明治期の流行語の一つとなった。そして、養生論とともに、「衛生」の語を

冠した「衛生論」とも言うべき書物が出されるようになる。もちろん、明治十年ころまでは養生論も著されている。明治七年（一八七四）の江守敬寿《えもりけいじゅ》・大川渉吉《おおかわしょうきち》『養生新論』、同九年（一八七六）の浦谷義春《うらたによしはる》『養生のすすめ』、同十年（一八七七）の大田雄寧《おおたゆうねい》『民間四季養生心得《みんかんしきようじょうこころえ》』などがそうである。だが、これらの書物の内容は、すでに江戸時代のものとは異なって、西洋医学の考えに立っているものが少なくない。

いっぽう、「衛生論」のほうでは、明治二十九年（一八九九）に文豪森鷗外、すなわち陸軍軍医総監・医学博士森林太郎が、先輩の小池正直《こいけまさなお》と大著『衛生新論』を著したのをはじめ、明治十年代以降、多くの衛生論が著されている。

そのうちで、一点を挙げるとすれば、明治五年に、幕末最大の蘭学塾「適塾《てきじゅく》」創始者の緒方洪《おがたこう》庵《あん》の次子緒方惟準《これとし》が書いた『衛生新論』である。それは、数ある衛生論のなかでももっとも初期のものであるし、何と言っても著者は維新時に医学所取締役を勤め、その前にオランダ留学を経験したサラブレッド緒方惟準であるからである。

『衛生新論』は上下二巻よりなり、「巻之上」は「食物」「飲液」の二項、「巻之下」は「空気　運動　浴法」「延後廣嗣《えんごこうし》」の二項に分けられている。いずれの項も、新しい医学用語・化学用語を使っている。たとえば「飲食」の項では、

食物ノ品類ハ千種万様ナリト雖《いえども》、其能ハ体質ヲ養フト体温ヲ作ルコストノ二般ニ帰ス体質ヲ養

フ者ハ食物内《しょくもつないに》含ム所ノ窒素ト塩分トニシテ体中ニ入リ繊維質ヲ生シ軀体ヲ営為スル者ナリと述べられている。現在の中学生がおそらく同じようなことを学んでいるのだろうが、当時としては最高水準の啓蒙書であったとみてよい。

このように、時代が江戸から明治に移るとともに、日本人のからだをつくり、健康をつくる概念は「養生」から「衛生」に移った。明治以降、「衛生」の考え方は、まさに「政府推奨」のものとして、官公施設はもちろん、民間施設や地域・家庭、そして人の心の中に急速に広がっていく。「衛生上よくない」ことは、ほとんどのことを中断させ、取りやめさせる威力をもった。他方、「養生」は病虚弱者や高齢者の生活を示すごく限られた概念として受け継がれていく。

しかしながら、「衛生」は、その創始者の長與専齋自身をして明治十年代半ば以降の普及のしかたをみて「これは違う」と言わしめるほど「文明化」された社会と生活を象徴する概念となった。文明開化の世相とあいまって、牛乳や牛肉を食し、石造りの洋館に住み、首にマフラーを巻いて眼鏡をかけることが「衛生」であるとすること、すなわち極端な保護主義的思想としての衛生が一般的理解となりつつあったことをいち早く批判したのもまた長與自身だったのである。長與は自らが副会頭を務めていた「大日本私立衛生会」の機関誌『大日本私立衛生会雑誌』に「衛生誤解の弁」と題する論説を寄せ、先に見たような衛生のあり方は衛生の本質を誤解すること甚だしい「誤解衛生」であるとし、真の「衛生」（「真成衛生」）とは「武辺活潑《ぶへんかっぱつ》」にあることを強調した。「武辺活潑」

とは、長與によれば「廉恥《れんち》武士道」の鍛錬にある。すなわち、近世期以前の養生のなかで培われていたさまざまな生活の修養こそが長與の考える「衛生」の骨格であったのである。

養生の復権

二十一世紀劈頭の現在、「気」や「タオ（道）」のブーム、ニューサイエンス、現代医療への疑問や不信を背景に、再び東洋的な身体観や健康観が注目されている。これにともなって、「養生」の思想もしばしば総合雑誌などによって特集されるようになった。

しかしながら、これらの注目が本書でみたような養生の文化史的な推移をどこまで知った上でなされているものかと顧みると、そこにはいくばくかの違和感を感じざるを得ない。養生を「気」の医学や代替医療の根底にある思想としてもてはやすことが、すべて行き過ぎとはいいがたいが、いささか本質に相違するように筆者には思われる。

これまでたびたび引いた化政期の養生論の一つである浅井南皐『養生録』巻之上「養生篇」には「斉家修身原論」と副題がつけられており、次のような一節がある。

一　養生は天地自然の道に背《そむ》かさるを本とす、道に背かさるときは、身修る身修るときは心静なり、心静なるときは斉《いえととのう》家、治国の業も皆養生を主として得へきことなり。然れば養生の外に求る道なく、修道の外に養生なしと思ふべし、是我人に養生を勧むるの根本なりここでは養生がまさしく「修道」すなわち人間の生きるあり方そのものであることを説くとともに、また養生のあり方も人間の生き方はもとより社会や集団の現実や方向と離れてはあり得ないことを明言している。

この点で、再び触れたいのが第一章で触れた嵇康《けいこう》『養生論』である。ここで『養生論』の論旨を詳しく取り上げることはしないが、その要点は「導養得理、以盡性命」（導養の理を得て、以て性命を尽《ことごと》くす）、すなわち養生の理を得ることができれば生命の限界まで尽くすことができるとするものであった。

嵇康の説く生命の限界とは「上は千余歳、下は数百年」という白髪三千丈そのものであったが、少なくとも養生によって常識を超えた天寿を全うすることを可能と考えていた。その「導養の理」とは、「清虚静泰《せいきょせいたい》、少私寡欲《しょうしかよく》」すなわち身を清らかに心静かかつ安らかにし、ほしいままの欲望を少なくすることである。さらに、そのための養生法として嵇康は霊芝《れいし》を食し、醴泉《れいせん》（清らかな水）を飲み、朝日を身に浴び、五弦によって心を和することを挙げる。

これに対して同時代の向子期《しょうしき》（向秀《しょうしゅう》）からの反論『難養生論《ようせいろんをなんず》』が出された。向子期の反論は、主に「名教」論すなわち儒教的立場からの現実論にもとづいている。向子期は「生の楽しみ」を、

恩愛を以て相ひ接し、天理人倫、嚥婉《えんえん》心を娯しませ、栄華志を悦ばせ、滋味を服饗《ふくきょう》し、以て五情を宣《の》べ、声色を納御し、以て性氣を達す。

としている。人間の種々の感情を豊かに通わせ、食や音楽を楽しみそれによって人間の活力を高めると考えたのである。ただし、この記述をみればわかるように、向子期が主張したことは、単に快楽のみの追求を是としたのではなく、そのような人間本来の性向を肯定的にとらえることを通して人間同士が「恩愛」の情によって交流することによって「天理人倫」すなわち世の道理と人の倫理を体得し社会生活を楽しむことができるという点である。向子期の思想の根源には、人間は人間のつくる社会の中でこそ人間として生きることができるのであり、そのためには人間は人間の社会に積極的に関わらなければならないとの信念があったのではあるまいか。

これに更に嵆康が反論した。嵆康は『答難養生論《ようせいろんなんずるにこたう》』によって、人間の自然な感情にも一定の理があり、足るを知ることによって生の価値や意味をかえって実感することができると主張し、向子期の常識の枠内における思考を反批判したのである。

二〇〇〇年近く前の養生に関する基本的な論争は、私たちの生にとって「養生とは何か」を改めて考えさせる。嵆康のとった立場は明らかに老荘思想の影響下にある古典的な中国養生論の思想的姿勢である。これに対して、向子期の立場は儒教的であるというよりも人間の現実に即したリアリズムである。これは実は本書で取り上げた近世期、特に江戸後期以降の養生論の中のある立場と近い。それは生き生きとした人間の躍動をそのままに伝える養生のあり方であって、日々のさまざまなできごとと向き合いながらこれに現実的に対応することによって自分を生かす術を探るための生の指針に他ならない。

しかしながら、一方でこの日々に遭遇する変幻きわまりない現実に対応するためには、逆説的ながら嵆康が主張した養生観、すなわち規範や欲望といった概念にとらわれない自由な、いわば「仙境への逍遙」に類する創造の世界が不可欠なのであるまいか。私たちが日々生きている仕事や家庭、あるいは社会生活においてもとめられるさまざまな規範や慣習、そしてその複雑な網の目の中でわき上がる酒食や性への欲望、さらに名誉や自己実現などへの欲求に身を曝し、そこで適切に身を処して生き抜くためには、それらから一旦解放され、静かな悠久の時間を実感できる「養生の文化」との出会いが必要なのである。近年、茶道や香道、あるいは気功や武道、さらにはガーデニングや温泉行など、養生と深い関連をもっていたり、養生論の中で取り上げられた文化が、「癒し」の文化として関心を集めていることも、人々が活動的な日常で「生きられている」生を悠久の時間の連続にある世界の中で「生かし直す」ことを試みている表れとして理解することができる。

人々にとっての「養生」が真に「養生」たりうる所以は、きわめて日常的な事象について非日常からの問いかけや働きかけがあってこそ新たな日常に出会い直すことができることにある。

明治維新から百三十余年、三千年紀に向かって歩みだした私たちにあたえられた課題は、いま一度「養生論」に籠められた「養生」の意味を考え直し、私たちの生活原理としての「養生」を私たち自身が創り出していくことなのではあるまいか。

引用・参照文献（章別著者・文献名は初出箇所での表示であり、再引用、再参照については省略した。順不同）

序章

中野孝次『人生の実りの言葉』一九九九年　偕成社
杉靖三郎『養生訓と現代医学』一九八一年　春秋社
立川昭二『養生訓に学ぶ』（ＰＨＰ新書）二〇〇一年　ＰＨＰ研究所
立川昭二『近世病草紙―江戸時代の病気と医療―』（平凡社選書）一九七九年　平凡社
立川昭二『江戸老いの文化』一九九六年　筑摩書房
横山俊夫編『貝原益軒―天地和楽の文明学』一九九五年　平凡社
坂出祥伸『「気」と道教・方術の世界』（角川選書）一九九六年　角川書店
須田圭三『飛騨Ｏ寺院過去帳の研究』一九七三年　私家版
速水融『近世農村の歴史人口学的研究―信州諏訪地方の宗門改帳の研究―』一九七三年　東洋経済新報社
関山直太郎『近世日本の人口構造』一九五六年　吉川弘文館
藤浪剛一『日本衛生史』一九四二年　日新書院
樺山紘一「養生論の文化」（林屋辰三郎編『化政文化の研究』一九七六年　岩波書店　四三五〜四六九頁）

第一章

マスペロ・Ａ（川勝義雄訳）『道教』（東洋文庫）一九七八年（原著一九三七年）平凡社
ハーツ・Ｐ・Ｒ（鈴木博訳）『道教』（シリーズ世界の宗教）一九九四年（原著一九九三年）青土社
窪徳忠『道教史』（世界宗教史叢書）一九七七年　山川出版社

王涌豪・兪灝敏（鈴木博訳）『中国遊仙文化』二〇〇〇年（原著一九九七年）青土社
福井康順他監修『道教』（全三巻）一九八三年　平河出版社
野口鐵郎編集代表『講座　道教』（第一巻〜第五巻）一九九九年〜二〇〇一年　雄山閣出版
増尾伸一郎・丸山宏編『道教の経典を読む』（あじあブックス）二〇〇一年　大修館書店
坂出祥伸編『中国養生叢書』（全七巻）一九八八年　谷口書店
坂出祥伸編『中国古代養生思想の総合的研究』一九八八年　平河出版社
坂出祥伸『道教と養生思想』一九九二年　ぺりかん社
坂出祥伸『「気」と養生　―道教の養生術と呪術―』一九九三年　人文書院
李遠国（大平桂一・大平久代訳）『道教と気功　―中国養生思想史―』（原題『道教気功養生学』他）一九九五年（原著一九八八年他）　人文書院
韓廷傑・韓建斌『道教と養生』一九九七年　文津出版社
陳櫻寧『道教与養生』第二版　二〇〇一年　草文出版社
曽錦坤『中醫与養生』一九九九年　文津出版社
吉元昭治『道教と不老長寿の医学』一九八九年　平河出版社
吉元昭治『養生外史　―不老長寿の思想とその周辺―　中国編』一九九四年　医道の日本社
吉元昭治『養生外史　―不老長寿の思想とその周辺―　日本編』一九九四年　医道の日本社
小曽戸洋『漢方の歴史　中国・日本の伝統医学』（あじあブックス）一九九九年　大修館書店
瀧澤利行『近代日本健康思想の成立』一九九三年　大空社
三木栄『朝鮮医学史及び疾病史』一九六三年　思文閣出版

第二章
ドーア・R・P　『江戸時代の教育』　一九七〇年　岩波書店
乙竹岩造　『日本庶民教育史』　一九二九年　目黒書店
長友千代治　『近世貸本屋の研究』　一九八二年　東京堂出版
『大惣蔵書目録と研究　本文編』　一九八三年　青裳堂書店

第三章
山田慶児　『夜鳴く鳥　医学　呪術　伝説』　一九九〇年　岩波書店
杉田玄白（酒井シヅ現代語訳）　『新装版　解体新書　全現代語訳』（講談社学術文庫）　一九九八年（原著一七七四年）　講談社
長濱善夫　『東洋医学概説』　一九六一年　創元社
養老孟司　『日本人の身体観の歴史』　一九九六年　法蔵館

第四章
渡辺実　『日本食生活史』　一九六四年　吉川弘文館
瀬川清子　『食生活の歴史』　一九六八年　講談社
石川寛子編　『論集・江戸の食』　一九九四年　弘学出版
江戸遺跡研究会　『江戸の食文化』　一九九二年　吉川弘文館
原田信男　『江戸の料理史　料理本と料理文化』　一九八九年　中央公論社
渡辺善次郎　『巨大都市江戸が和食をつくった』　一九八八年　農山漁村文化協会

樺山紘一「飢饉からうまれる文化―天保飢饉の衝撃―」（林屋辰三郎編『幕末文化の研究』一九七七年 岩波書店 三八九〜四二〇頁）

第五章

今村嘉雄『修訂十九世紀に於ける日本体育の研究』一九八九年 第一書房
今村嘉雄「日本近世の導引」（『東京教育大学体育学部紀要』第二巻、二六〜四四頁）一九六二年
吉原瑛「中国近世の導引」（『体育学研究』第十一巻第四号、二一三〜二二一頁）一九六七年
石原保秀『皇漢医学及導引の史的考察』一九三三年（石原保秀原著・早島正雄編『東洋医学通史―漢方・針灸・導引医学の史的考察』一九七九年 自然社）
瀧澤利行『健康文化論』一九九八年 大修館書店
田邊信太郎・島薗進・弓山達也編『癒しを生きた人々―近代知のオルタナティブ―』一九九九年 専修大学出版局

第六章

マスペロ・A（持田季未子訳）『道教の養性術』一九八五年（原著一九三七年）せりか書房

第七章

八岩まどか『温泉と日本人』一九九三年 青弓社
落合茂『洗う風俗史』（ニューフォークロア双書）一九八四年 未来社
渡辺信一郎『江戸の女たちの湯浴み―川柳にみる沐浴文化―』（新潮選書）一九九六年 新潮社

第八章

立川昭二『病気の社会史』一九七一年　日本放送出版協会
土肥慶蔵『世界黴毒史』一九七三年（原著一九二一年）形成社
倉地克直『性と身体の近世史』一九九八年　東京大学出版会

第九章

富士川游『日本疾病史』一九一二年　吐鳳堂
大貫恵美子『日本人の病気観―象徴人類学的考察―』一九八五年　岩波書店
昼田源四郎『疫病と狐憑き―近世庶民の医療事情―』一九八五年　みすず書房
山本俊一『日本コレラ史』一九八二年　東京大学出版会
布施昌一『医師の歴史』（中公新書）一九七九年　中央公論社
新村拓『死と病と看護の社会史』一九八九年　法政大学出版局
新村拓『医療化社会の文化誌―生き切ること・死に切ること―』一九九八年　法政大学出版局

第十章

三枝博音『西欧化日本の研究』一九五八年　中央公論社
石川謙『石門心学史の研究』一九七五年（原著一九三九年）岩波書店

終章

石田純郎『江戸のオランダ医』（三省堂選書）一九八八年　三省堂書店

立川昭二『明治医事往来』一九八六年　新潮社
鹿野政直『健康観にみる近代』（朝日選書）二〇〇一年　朝日新聞社
平木康平「養生論をめぐる嵆康と向秀との論難」（木村英一博士頌寿記念事業会編『中国哲学史の展望と模索』一九七六年　創文社）
馬場英雄「嵆康の養生論について」（『國學院雜誌』第九五巻第十号、一〜十四頁）一九九四年

本書で主に引用・参照した養生論とその主たる所蔵先

古代・中世期

・丹波康頼撰『醫心方』第廿七養生（永観二年　九八四）　出版科学総合研究所版
・釋蓮基撰『長生療養方』（寿永三年　一一八四）　東京大学総合図書館（写本）
・丹波嗣長撰『遐年要鈔』（刊年不詳）　東京大学総合図書館（写本）
・明庵栄西『喫茶養生記』（建保三年　一二一五）　京都大学附属図書館富士川文庫（版本）
・丹波行長撰『衛生秘要鈔』（正応元年　一二八八）　武田科学振興財団杏雨書屋（写本）
・竹田昭慶撰『延壽類要』（康正二年　一四五六）　京都大学附属図書館富士川文庫（寛政五年版）

近世前・中期

・曲直瀬玄朔『延壽撮要』（慶長四年　一五九九）　東京大学総合図書館鶚軒文庫
・名古屋玄醫『養生主論』（天和三年　一六八三）　武田科学振興財団杏雨書屋

・竹中通庵『古今養性録』（元禄五年　一六九五）　武田科学振興財団杏雨書屋
・貝原益軒『養生訓』（正徳三年　一七一三）　東京大学総合図書館鶚軒文庫
・芝田祐祥『人養問答』（正徳五年　一七一五）　『日本衛生文庫』所収版

近世後期

・小川顕道『養生嚢』（安永二年　一七七三）　東京大学総合図書館鶚軒文庫
・多紀安元『養生和歌』（寛政六年　一七九四）　京都大学附属図書館富士川文庫
・多紀安元『巨登冨貴草』（寛政年間）　東京国立博物館
・杉田玄白『養生七不可』（享和元年　一八〇一）　武田科学振興財団杏雨書屋
・谷了閑『養生談』（享和元年　一八〇一）　東京大学総合図書館鶚軒文庫
・柳井三碩『寐ぬ夜の夢』（享和元年　一八〇一）　『日本衛生文庫』所収版
・本井子承『長命衛生論』（文化九年　一八一二）　武田科学振興財団杏雨書屋
・浅井南皐『養生録』（文化九年　一八一二）　筑波大学附属図書館
・大口子容『心學壽草』（文化十一年　一八一四）　東京都立日比谷図書館
・近藤隆昌『攝生談』（文化十二年　一八一五）　京都大学附属図書館富士川文庫
・中神琴溪『生生堂養生論』（文化十四年　一八一七）　京都大学附属図書館富士川文庫
・八隅景山『養生一言草』（文政七年　一八二四）　武田科学振興財団杏雨書屋
・田中雅楽郎『田子養生訣』（文政九年　一八二六）　京都大学附属図書館富士川文庫
・久保謙亨『養生論』（文政九年　一八二六）　京都大学附属図書館富士川文庫
・河合元碩『養生随筆』（文政十年　一八二七）　東京大学総合図書館鶚軒文庫

・百瀬養中『養生一家春』（文政十三年　一八三〇）　東京大学総合図書館南葵文庫
・松本遊齋『養生主論』（天保三年　一八三二）　東京大学総合図書館鴎軒文庫
・辻慶儀『養生女の子算』（天保四年　一八三三）　京都大学附属図書館富士川文庫
・鈴木朖『養生要論』（天保五年　一八三四）　武田科学振興財団杏雨書屋
・平野元良『養性訣』（天保六年　一八三五）　武田科学振興財団杏雨書屋
・伊東如雷『摂養茶話』（天保八年　一八三七）　国立国会図書館（写本）
・水野澤齋『養生弁』（天保十三年　一八四二）　国立東京博物館
・山下玄門『養生新語』（嘉永三年　一八五〇）　武田科学振興財団杏雨書屋
・松本良順『養生法』（元治元年　一八六二）　東京大学総合図書館鴎軒文庫

明治期

・土岐頼徳纂輯『啓蒙養生訓』（明治五年　一八七二）　国立国会図書館

あとがき

本書の執筆の準備をしはじめてから脱稿にいたる間に、「健康」や「養生」への関心が急速に高まったように思える。「健康ブーム」でなかった時代はないのだろうが、それにしても世紀の変わり目にあって、「健康」や「養生」が新たな意味をもって人々に受け入れられるようになってきていることは確かなようである。

人は不安に陥ると「守り」を堅固にする。健康をもとめる時代は実は不安な時代に他ならない。しかしながら、本書を一定の関心をもって読んでいただけたなら、養生の思想、そして養生論が決して「守り」を固めるだけの退嬰的な発想で著された書でないことはおわかりいただけたと思う。養生とは、将来の無病や長生を希う思想であるにとどまらず、いまを果敢に生き抜くための叡智でもあるのだ。養生を人生を楽しむための思想であるとする見解は正しいし、筆者もそうとらえることに異論はない。ただし、養生の思想はさらに深く、生きるうえでのさまざまな困難と向き合い、時には自ら傷つきながらもこれを拉ぐことによって、より鍛え抜かれた練達の生を手に入れるための思惟に他ならないというのが筆者の端的な養生観である。読者の中には本書で触れられた養生論の記述の端々にはそのような厳しさが見られないと批判される向きもあろう。しかし、真の強靱さとはその外貌において柔和で変哲もないものなのではあるまいか。養生思想の原点ともいうべき『老子』の「柔弱謙下」の真意を再考してみたい。

本書でのさまざまな史料の選択や読解は、それゆえ既述の筆者の思想に由来する偏りが含まれていることを否定できない。そのための批判は甘受したい。とくに引用の多くが近世後期の養生論に傾斜していることは史料選択や時代解釈の均衡の点で多くの否定的視点もありえよう。しかし、筆者としては日本の近世後期の養生論はとりわけ深い思想的含意を私たちに示してくれていると考えている。この点については、別に『養生論の思想』を近々上梓することになっているので詳論はしばしご猶予いただきたい。

本書のもとになった原稿は一九八八年一月から一二月に雑誌『歴史読本』に連載した「江戸っ子養生法」がその骨格となっているが、構想や史料引用を含めて原形をとどめぬほどに全面的に加筆修正したため、全くの書き下ろしといってよいと思われる。ただ、当時弱冠二十五歳の筆者に一年間の連載の機会を与えてくれた『歴史読本』の発行所である新人物往来社編集部の諸氏に過ぎし日のご好意への謝意を述べたい。また、原稿の浄書にあたっては東京大学大学院教育学研究科身体教育学の七木田文彦君に多大な助力を得た。その献身的支援に対し筆者が贈りうる言葉は余りに乏しい。

思い起こせば本書の具体化は、前著『健康文化論』の際に教導を得た大修館書店の平井啓允氏、加藤順氏の仲介を経て、今回本書の細密な設計を担当いただいた玉木輝一氏、岡田耕二氏の手にわたったことをその発端とする。異なる部署の間での円滑な処理にご配慮いただいたことは幸いの極みである。岡田氏には「あじあブックス」としての本書のあり方とその今日的意味について熱意をもってご助言いただいたことが昨日のように瞼に残る。そして、玉木氏にいたっては多忙な重責の中であたかも指導教官のように筆者の迂闊や誤りをも含めて丁寧な編集作業を受け持っていただいた。同氏の博識かつ卓抜した編集能力がなければ本書は形をなさなかった。末筆ながら深く御礼申し上げたい。

二〇〇一年四月

瀧澤利行

[著者略歴]
瀧澤利行（たきざわ　としゆき）
1962年、東京都生まれ。1992年、東京大学大学院教育学研究科博士課程修了。医学博士、教育学博士。日本学術振興会特別研究員を経て、1996年より茨城大学教育学部助教授（保健学、公衆衛生学担当）。1994年、明治生命厚生事業団健康文化懸賞論文優秀賞。1999年、日本公衆衛生学会奨励賞。主著に『近代日本健康思想の成立』（大空社、1993年）、『近代日本養生論・衛生論集成』（編集、大空社、1992年）、『健康文化論』（1998年、大修館書店）、『健康優良・推進学校の軌跡—小学校の心づくりと体づくり—』（共著、1998年、朝日新聞社）など多数。

〈あじあブックス〉
養生の楽しみ

初版発行———2001年6月1日

著者———瀧澤利行
発行者———鈴木一行
発行所———株式会社大修館書店
〒101-8466 東京都千代田区神田錦町3-24
電話 03-3295-6231（販売部）03-3294-2353（編集部）
振替 00190-7-40504
[出版情報] http://www.taishukan.co.jp

装丁者———本永惠子
印刷所———壮光舎印刷
製本所———関山製本社

ISBN4-469-23170-3　　Printed in Japan